Über dieses Buch und die Autorin

Medizinische Behandlung kann zum Terror werden – nämlich dann, wenn unter Einsatz aller technischen Hilfsmittel, die der ärztlichen Kunst heutzutage zur Verfügung stehen, das Leben eines Todkranken künstlich verlängert und das Sterben hinausgezögert wird, wenn ein unheilbar Kranker, ein schwer Leidender zum Dahinvegetieren verurteilt wird.

Berit Hedeby, eine schwedische Journalistin, plädiert in diesem Buch, das ihr ganz persönliches Bekenntnis ist, für das Recht eines Todkranken auf seinen eigenen Tod. Sie plädiert für Unterlassung beziehungsweise Abbruch gewaltsam lebensverlängernder medizinischer Behandlung eines unheilbar Kranken, für optimale Schmerzlinderung bei Schwerkranken – auch wenn die notwendige Dosis Morphium das Sterben beschleunigen sollte –, für die Respektierung des Selbstmordes.

Berit Hedeby hat einem unheilbar Kranken, der sich den Tod gewünscht hat, aber nicht mehr selbst Hand an sich legen konnte, Sterbehilfe geleistet. Dafür kam sie vor ein schwedisches Gericht. In diesem Buch bekennt sie, warum sie es tat und warum sie es wieder tun würde. Es ist kein bequemes Buch. Es rührt an ein Tabu-Thema. Es provoziert. Auf jeden Fall will es zu einer freieren Diskussion über Sterbehilfe anregen und zu einer natürlicheren Einstellung zum Tod verhelfen.

Rudolf Wassermann (Autor des juristischen Kommentars), Jahrgang 1925, Präsident des Oberlandesgerichts Braunschweig (seit 1971). Zuvor Richter am Kammergericht, Ministerialrat im Bundesjustizministerium und Landgerichtspräsident in Frankfurt am Main. Buchveröffentlichungen u. a.: ›Richter, Reform, Gesellschaft‹ (1970), ›Der politische Richter‹ (1972), ›Der soziale Zivilprozeß‹ (1978), ›Menschen vor Gericht‹ (1979), ›Justiz und Medien‹ (1980). Gesamtherausgeber der Alternativkommentare.

Berit Hedeby

Ja zur Sterbehilfe

Mit einem juristischen Kommentar
von Rudolf Wassermann

Aus dem Schwedischen
von Herta Weber-Stumfohl

Fischer
Taschenbuch
Verlag

Der juristische Kommentar von Rudolf Wassermann, Präsident des Oberlandesgerichts Braunschweig, wurde für die Taschenbuchausgabe vollständig überarbeitet und aktualisiert.

Titel der schwedischen Originalausgabe: ›Ja till dödshjälp‹

Fischer Taschenbuch Verlag
März 1981

Umschlagentwurf: Jan Buchholz/Reni Hinsch
Foto: Harro Wolter

Fischer Taschenbuch Verlag GmbH, Frankfurt am Main
Lizenzausgabe mit freundlicher Genehmigung der
Edition Sven Erik Bergh in der Europabuch AG

Gesamtherstellung: Hanseatische Druckanstalt GmbH, Hamburg
Printed in Germany
680-ISBN-3-596-23815-3

Inhalt

Einleitung

Wir müssen lernen, den Tod als etwas Selbstverständliches anzusehen. Der Tod gehört zum Leben, ist sein natürlicher Abschluß.
Wir versuchen, uns das einzureden, doch ohne Erfolg. Als wäre der Tod eine ganz einfache, faßbare Sache, bei der tröstende Therapie helfen könnte.
Wir behaupten, früher zu Urgroßvaters und Urgroßmutters Zeit sei der Tod als viel selbstverständlicher angesehen worden, als ein Ereignis, das die Menschen akzeptieren. Unsere Ahnen starben in der Küche, auf dem Sofa, sie wurden im Holzschuppen oder im Wohnhaus aufgebahrt. Das war ganz natürlich, der Tod gehörte zum Leben und zum Alltag – wir romantisieren das heute.
Ich jedoch bin überzeugt, daß der Tod immer und zu allen Zeiten eng verbunden war mit Schrecken und Ängsten.
Es darf nicht sein, guter Gott, hilf mir, ich will nicht sterben.
Ein Kind, ein mir nahestehender lieber Mensch stirbt. Gott! Wie konntest du das geschehen lassen?
Sterben. Nicht mehr existieren. Hat dieser Gedanke nicht zu allen Zeiten Entsetzen in uns wachgerufen?

Ich erinnere mich an meine eigene Kindheit, als meine kleine Schwester starb, nach langer Krankheit – einer Gehirnhautentzündung – zwei Jahre alt.
Ich erinnere mich des großen Schweigens und der Tränen. Am Tage der Beerdigung stand der kleine weiße Sarg in der Diele des Landhauses, in dem wir lebten. Aus der Nachbarschaft waren alle Kinder, die Spielkameraden, von meiner Mutter hergerufen worden, um sich zu verabschieden. Ich erinnere mich des Kreises fassungsloser und erschrockener Kinder und sehe meine Mutter noch vor mir, ein Taschentuch an ihre Augen drückend. Ich war fünf Jahre alt. Meine kleine, schöne Schwester, sie hieß Astrid, lag ganz in Weiß gekleidet mit blassen Wangen auf dem Rücken, wie eine schlafende Puppe. Neben ihr stand ein kleiner geflochtener Korb, in dem ein Schokoladenhund lag.

Lange danach entdeckten wir Geschwister den Korb mit dem Schokoladenhund im Wäscheschrank, und er wurde zum beängstigenden Symbol, zur ständigen Erinnerung an Trauer, Schrecken und überwältigende Verzweiflung. Wir, die noch lebenden Kinder, wurden von unseren Eltern vernachlässigt, sie waren vollkommen ihrer wahnsinnigen Trauer ausgeliefert.
Ich werde es nie vergessen.

In der modernen Gesellschaft von heute sind es vor allem zwei Faktoren, die geradezu aufdringlich deutlich beweisen, daß wir den Tod und die Tatsache, daß wir Menschen sterblich sind, nicht akzeptieren wollen.
1. Die medizinische Kunst mit ihrer sogenannten Überlebenstechnik findet unglaubliche und ungeahnte Möglichkeiten und bedient sich dieser Hilfsmittel, um Menschen noch lange am Leben zu halten, das doch keines mehr ist. Der Ausdruck »ein lebendiger Toter«, dem wir so oft begegnen, ist heute keine Übertreibung mehr. Bewußtlose Menschen, unheilbar Kranke, total erschöpfte, kraftlose alte Menschen können am Leben gehalten werden mit Hilfe künstlicher Beatmung, künstlicher Ernährung, künstlicher Herzen – und das fast beliebig lange.
Und dies wird von vielen als einmaliger Erfolg der Wissenschaft und als großer Segen für die Menschheit angesehen. Mehr und mehr jedoch haben Menschen auch Angst, nicht sterben zu dürfen, wenn die Stunde gekommen ist. Überall auf der Welt entstehen Aktionsgruppen und Vereine, die fordern, daß derjenige sterben darf, der sich den sogenannten lebenserhaltenden medizinischen Behandlungen verweigert, die doch nichts anderes bedeuten als sinnloses und unnötiges Leiden.
Wenn unser Leben gelebt ist und wir nichts mehr erwarten können als Krankheit, Kräfteverfall, Apathie, Depressionen, Senilität, Schmerzen, Qualen und Angst – warum soll der Mensch dann nicht sterben dürfen, warum darf ihm nicht Sterbehilfe geleistet werden?
2. Selbstmord wird von unserer modernen Gesellschaft nicht akzeptiert. Allerdings werden Selbstmord und Hilfe bei Selbstmord in Schweden (und in Deutschland) nicht als kriminelles Vergehen angesehen wie in manchen anderen Ländern. Dennoch wird Selbstmord im allgemeinen als Zeichen von Feigheit und Unfähigkeit angesehen.
Die in den Krankenhäusern diensttuenden Menschen bevormunden jene zahlreichen Menschen, die aus persönlichen

Gründen versuchen, sich das Leben zu nehmen, dabei aber »Pech haben«. Sie werden in die Intensivabteilungen der Krankenhäuser gebracht und mit großer Kunstfertigkeit ins Leben zurückgeholt. Nach zwei bis drei Tagen Intensivbehandlung mit Respiratoren, Herzmassagen und Tropfinfusionen werden sie nach Hause geschickt, zurück in das unverändert schwere, unglückliche, unerträgliche Leben. Sie wurden »gerettet« für dieses Leben. Wieder hat die medizinische Kunst einen Triumph gefeiert – zugleich aber auch unser Unvermögen gezeigt, andere Menschen zu verstehen und mit ihnen zu fühlen.

Dieses Buch ist ein Plädoyer für die Sterbehilfe. In unserem Staat gibt es viele schwer leidende und geplagte Menschen, die Hilfe beim Sterben brauchen. Ich denke zum Beispiel an die alten, oft stark senilen Schwachsinnigen, die jahraus, jahrein als Pflegefälle in ihren Betten liegen, ausgeschlossen vom Leben, völlig kontaktlos, langsam dahinsiechend. Ich denke an die unheilbar Kranken, an Krebsfälle im weit fortgeschrittenen Stadium, denen jeder Tag höllische Schmerzen bringt, Schreie um Linderung, die doch niemals kommt, und grauenvolle Ängste, die nicht mehr einzudämmen sind.
Und es gibt Menschen, deren wichtigste Vitalfunktionen so geschädigt sind, daß es keine Hoffnung mehr für sie gibt. Viele leiden furchtbar unter den Nachwirkungen einer Gehirnblutung, eines Herzinfarktes, der Multiplen Sclerose (MS), Parkinsonschen Krankheit, Diabetes; nach schweren Verkehrsunfällen, angeborenen schweren Schäden der Wirbelsäule mit totaler Lähmung, partieller Bewußtlosigkeit, Aphasie, Unfähigkeit zu schlucken und so weiter.
Die Liste der Krankheiten, physischer wie psychischer Art, deren qualvolle Folgen viele Menschen nicht zu tragen bereit sind, könnte fortgesetzt werden. Die Zahl der schweren und zur Invalidität führenden Krankheiten scheint anzusteigen im Gleichschritt mit der Umweltvernichtung, aber wir haben leider keinerlei Veranlassung, daran zu glauben, daß die medizinische Wissenschaft letztere bekämpfen, eindämmen oder heilen könnte.
Für mich ist es selbstverständlich, daß wir – die Gesellschaft – dem Menschen helfen müssen, auf barmherzige, würdige und schmerzfreie Art zu sterben, wenn er durch Krankheit und Leiden nicht mehr die Kraft hat zu leben. Die medizinisch-

technisierte Behandlung – die »Pflege« –, der viele Menschen in unseren Krankenhäusern ausgesetzt sind, kann häufig als »Tortur« bezeichnet werden. Einen Menschen mit Gewalt am Leben zu erhalten, wenn er sterben will, ist verletzend, kränkend.

Ich weiß, daß die Frage der Sterbehilfe ein heißes Eisen ist – ungefähr so, wie es die Abtreibungsfrage seinerzeit war. Trotzdem müssen wir es wagen, in eine offene und ehrliche Diskussion einzusteigen.
Ich glaube, daß gerade heute, in unserer komplizierten Gemeinschaft, die Menschen nicht nur Lebenshilfe, sondern auch Sterbehilfe brauchen.

In diesem Buch bringe ich ein Interview mit einem schwer leidenden Mitmenschen, einem Menschen, dem ich auf eigenen Wunsch half, zu sterben. In diesem Gespräch berichtet er über seine unheilbare Krankheit und von seiner Todessehnsucht. Er hat nicht mehr die Kraft, alle seelischen und körperlichen Qualen zu ertragen, die seine Krankheit täglich verursacht. Zur Zeit des Interviews lebte er noch in seinen eigenen vier Wänden, aber die Angst, ein langwieriger Pflegefall zu werden, wurde immer stärker. Er wollte sterben, aber wie? Er war völlig gelähmt, konnte Arme und Hände nicht mehr heben, keinen Finger rühren. Wie sollte er sich helfen?

Mein Resümee: Ist es nicht unsere moralische Schuldigkeit, einem Menschen Sterbehilfe zu leisten, wenn er darum bittet? Wenn ich selbst nicht bereit bin, jemandem beim Sterben helfend beizustehen, wie könnte ich dann selbst erwarten, daß auch mir einmal geholfen wird? Bedeutet es nicht große Sicherheit zu wissen, daß man Hilfe bekommen kann, wenn man das Leben nicht länger erträgt?

Zuletzt: Es ist mir sehr wichtig, darauf hinzuweisen, daß dieses Buch von mir als Privatperson geschrieben wurde, nicht als Sprecherin für die Aktionsgruppe *Das Recht auf unseren Tod*, deren Vorsitzende ich vier Jahre lang war. Meine Stellungnahme zu den Fragen TOD und STERBEHILFE ist somit höchst persönlich und nach eigenen Gesichtspunkten dargelegt.

Ich will nicht sterben

Das unerbittliche Gesetz, daß wir alle sterben müssen, ist das Schwerste in unserem Leben. Ich werde mich niemals mit diesem Wissen versöhnen. Ich will mein Leben nicht verlieren, mein geliebtes, schönes, wunderbares Leben. Der Gedanke, daß es mich einmal nicht mehr geben wird, hat mir stets großen Schmerz und Kummer verursacht. Nicht mehr zu sein, nicht mehr leben zu dürfen, welch grauenhafter Gedanke. Für diesen Schmerz, diese Trauer gibt es keinen Trost.
Ich will es nicht, daß mein Körper häßlich, alt, faltig, eklig und übelriechend wird. Ich will nicht daliegen, kalt und weiß und stumm. Nichts mehr vom Leben ringsum wissen, von diesem herrlichen, lebendigen Leben.
Ich will nicht in die Erde hinabgesenkt werden und nicht ins Feuer. Aber ich muß. Noch bin ich, noch lebe ich mit meinen Sinnen, meinen Gefühlen, meinem Verstand. Aber eines Tages werde ich nicht mehr sein.
In jedem Herbst, wenn der Wind die Bäume kahl fegt, ist dieser Schmerz stärker fühlbar: aus, vorbei.

Unendliche Trauer erfüllt mich bei dem Gedanken, daß ich einmal, bald, die klaren Augen meiner Kinder nicht länger werde sehen dürfen, ihre weichen, kräftigen Körper, ihre frischen Lippen nicht an meinen werde spüren dürfen.
Nicht mehr zu sein. O Gott, welch grauenhafte Gewißheit. Wenn andere noch leben und fühlen und lieben dürfen, darf ich nicht mehr dabeisein, für mich gibt es absolut nichts mehr, nur Kälte, Dunkel und Schweigen. (Aber, wenn es gar nichts gibt, dann gibt es auch weder Kälte noch Dunkelheit und Schweigen. Ist das ein trostreicher Gedanke?)
Ich sehe es ein, ich scheine wohl kindisch, opponierend, wie eine Gegnerin gesunder Vernunft und ohne jene seelische Reife, die man von einer Frau in mittleren Jahren erwarten könnte. Aber ich weiß, daß ich diese Reife niemals erlangen werde, diese ruhige Erkenntnis, daß auch ich wie eine Pflanze verblühen und vermodern werde und daß dies der unerschüt-

terliche und ewige Gang des Lebens ist. Ich sollte nicht Angst, sondern Ergebenheit empfinden.

Ich finde keinen Trost, ich empfinde nur Auflehnung und Schmerz. Ich will nicht sterben. Man wird geboren und später in die kalte Erde gelegt. Schon als ich jung war, mit zwanzig Jahren, schmerzte es mich, daß das Leben so kurz ist. Welche Ungerechtigkeit: gerade wenn man so weit ist, sein Leben wirklich zu leben, geht es dem Ende entgegen. Was nützt es zu beten: Laß mich leben! Dieses Endgültige erfüllt mein Herz mit Kummer und Bitterkeit. Das ganze Leben kann ich bis zu einem gewissen Grad selbst gestalten, nicht aber den Tod. Der Tod geht seinen eigenen Weg in eiskaltem, lähmendem Schweigen, gleichgültig gegenüber meinen Bitten.

Ich kann erraten, was die psychoanalytisch-orientierten Leser von Menschen, die nicht sterben wollen, glauben. Hilf mir, ich will nicht sterben, das ist der neurotische Schrei jener, die sich so einmalig vorkommen auf dieser Welt. Andere mögen sterben, nur nicht sie selbst.

Diese Sorte Menschen, die nicht sterben wollen und nicht wagen zu sterben, sind wohl feige, begrenzt und egoistisch, sagt man. Bescheidenheit, Demut, haben sie nie gelernt. Ihre Selbstliebe ist geradezu unmäßig, zugleich sind sie nicht fähig, zu anderen Vertrauen zu fassen, sie sind allem gegenüber mißtrauisch – außer ihren eigenen Begabungen.

Ist man schon in mittleren Jahren, ist es zu spät für eine grundsätzliche Änderung der Einstellung zu Leben und Tod. Wie soll man lernen, dem Tod gegenüber tapfer zu sein? Therapie am Totenbett kommt auch zu spät, da helfen Trostworte nicht mehr, man muß sich herumschlagen mit dieser Todesangst – die ein Spiegelbild der Lebensangst ist.

Ja, ich hasse den Gedanken an den Tod, und ich habe Angst vor dem Sterben. Habe Angst davor, allein gelassen zu werden, verlassen zu sein. Habe Angst, vernichtet zu werden.

Am meisten aber fürchte ich, den ganzen sich lang hinziehenden, unbarmherzigen Prozeß des Sterbens durchmachen zu müssen, zu einem Dasein gezwungen zu werden, das kein Leben mehr ist. Kein Schrecken ist für mich größer als die Vorstellung, qualvoll darniederzuliegen, an ein Krankenbett gefesselt dem Tod ins Auge zu sehen, während er jede Sekunde näherrückt, ihm nicht mehr entweichen zu können. Dieses Ausgeliefertsein empfinde ich als Erniedrigung.

Ich will meinen eigenen Tod sterben, wann es mir paßt, nach meinen eigenen Bedingungen. Wenn ich sterben muß, dann will ich schnell sterben, schneller als ein Licht im Windzug verlischt.
Wenn ich zum Sterben verurteilt bin und weiß, daß es keine Hoffnung mehr gibt, daß nichts mehr zu erwarten ist, daß das Leben zu Ende gelebt ist und nur mehr Schmerzen und das Warten auf den Augenblick bleiben, da ich den letzten, zitternden Seufzer tun werde – dann soll mir rasche und barmherzige Hilfe den Weg weisen zu jenem Raum, aus dem man nicht wiederkehrt.
Sie sagen, nur der bis zuletzt bewußte Mensch kann seinen eigenen, persönlichen Tod sterben. Doch das Schlachtvieh wird besser behandelt, denn man betäubt es vor dem blutigen Ende.
Ich will keinen »natürlichen Tod« sterben, er ist zu langsam und voller Angst, Schmerzen und Kämpfe. Ich will Sterbehilfe, nach allen Regeln der Kunst, effektive und saubere Sterbehilfe, die rasch und mit weicher Hand die Qual von mir nimmt, die ich so sehr fürchte. Ich will nicht gezwungen werden, auf meine eigenen letzten schweren und mühsamen Atemzüge zu horchen.
Manche Zyniker nennen den Tod unser letztes, großes Abenteuer und versuchen damit, das Sterben als eine Art schöne Reise in eine geheimnisvolle, liebliche Welt hinzustellen. Ich aber schätze nur die Abenteuer des Lebens und lasse mich von ihnen begeistern – für das Abenteuer des Sterbens bedanke ich mich und fordere eine menschliche, vernünftige Hilfeleistung, um mir die unnötigen und widrigen Qualen dieser letzten Reise zu ersparen.
Einen leichten, raschen und freundlichen Tod wünsche ich mir, und wir alle müssen das Recht darauf beanspruchen dürfen, wenn wir gezwungen werden, vom Leben Abschied zu nehmen.
Ich verlange, mit Sicherheit zu wissen, daß mein Tod schnell sein wird. Gelobt mir, daß es schnell gehen wird, erlaßt mir den letzten, brennenden Schmerz darüber, daß das Leben zu Ende und unwiderruflich vorbei ist.

Der Tod meiner Mutter

Was mir am stärksten aus der Zeit deiner Krankheit und deines Sterbens in Erinnerung geblieben ist, Mutter, sind deine Tränen, dein heftiges, klagendes Weinen, das die Lidränder deiner schönen, ausdrucksvollen Augen rötete und anschwellen ließ. Dein verzweifeltes Bitten: Laß mich sterben, hilf mir, ich will sterben – rührte mein Innerstes an, aber ich konnte nichts für dich tun. Es war mir, als läge ich selbst dort, unheilbar krebskrank, und ich fühlte dein furchtbares Leiden mit dir: In zwei Monaten, in einem Monat, in einer Woche, im nächsten Augenblick wird es zu Ende gehen. Aber du mußtest diesen Prozeß des Sterbens und der Angst durchstehen.
Dein Haar, einmal rot, war dunkel geworden, und deine schöne, weiche Haut schimmerte weiß, als du tot da lagst. Deinem Körper hatte die Krankheit böse mitgespielt; dein Körper, der dein Stolz war, jugendlich, mit noch schlanken Formen, obwohl du über siebzig warst, war nun abgemagert, deine Haut schlaff. Immer noch hattest du eine Figur wie ein junges Mädchen, auch als du langsam alt wurdest und obwohl du fünf Kinder geboren hattest.
Liebe Mutter, du hattest es verabscheut, alt und unbeweglich, häßlich und voller Falten zu werden. Du fürchtetest das Altern, und diese Angst habe ich von dir geerbt.
Ich verstehe, wie du littest, unter dem Zwang, in einem Bett zu liegen, den Verfall deines Körpers wahrzunehmen. Du versuchtest, deine Tränen zu verbergen, als schämtest du dich deiner Schwäche. Einmal sagtest du – und ich vergesse es niemals: »Wenn ich alleine bin, muß ich manchmal so verzweifelt weinen.«
Weintest du nachts, wenn du einsam beim Schein der Nachtlampe wach lagst? Tagsüber war immer jemand an deiner Seite, wir Geschwister lösten uns ab – aber während der Nächte? Du hattest Zeit genug, an deinen Tod zu denken, seit du das Todesurteil durch den jungen Stationsarzt erfahren hattest. Du hättest diese Nachricht fantastisch aufgenommen, sagte er; aber es war nur gespielt, denn drei Tage später brachst du

zusammen, verbargst dein Gesicht unter der Bettdecke und drehtest dich zur Wand.
Zwei Monate gab man dir noch zu leben. Wie viele Tränen hast du wohl seit dieser Erkenntnis in deiner Einsamkeit geweint. Jetzt, nachträglich, habe ich es bereut, daß ich in diesen schweren Nächten nicht mit dir gewacht habe, wenn furchtbare Ängste gespenstisch um dich waren. Es war Verrat an dir, ich weiß es, und ich schäme mich. Vielleicht habe ich selbst nun keine Barmherzigkeit zu erwarten, wenn meine Stunde schlägt.

Die vielen furchtbaren und bösen Erinnerungsbilder von deiner letzten Zeit haben mich Tag und Nacht verfolgt, Mutter, mehr als vier Jahre lang. Ich erinnere mich an deinen bekleckerten Nachttisch, klebrig von Rotwein und schwarzem Johannisbeersaft, und an die verwelkten Blumen, die nach Tod rochen. Der Professor, ein großer, stattlicher Mann, kam herein und beugte sich über dein verängstigtes Gesicht. Freundlich sagte er: »Lassen Sie sich von den Töchtern eine Flasche Rotwein bringen, dann wird es leichter und besser für Sie!« Du lächeltest dankbar, und wir kamen mit Rotwein und verschütteten ihn auf deinem Tischchen. Es waren makabre Rotwein-Partys auf deiner Bettkante.
Liebe Mutter, wenn ich an deinem Bett saß und du im Morphiumrausch schliefst, dachte ich über unser Leben nach, über deines und über meines. Ich empfand niemals Zuneigung für dich, und du hast mich nie geliebt. Mit Kritik, Hohn und Spott hast du meine Kindheit zerstört; Gute-Nacht-Küsse haben wir von dir bekommen, gewiß, aber sie reichten nicht aus, um die Erinnerungen an die heftigen Ausbrüche des Tages, an die Streitereien auszulöschen. Mein Leben als erwachsener Mensch wurde dadurch recht unglücklich, und ich hatte es schwer, mich zurechtzufinden. Es gelang mir wohl niemals, wirklich Wurzeln zu schlagen – und jetzt ist es dafür zu spät.
Ihr Eltern habt durch Nörgeln und Schimpfen meine Kindheit zerstört und mir mit euren häßlichen und harten Worten Ängste eingejagt, ein ewiges Gefühl der Schuld und Unzulänglichkeit.
Ich weiß, du hattest es sehr schwer im Leben, mit deiner Unruhe und den stets angespannten Nerven. Mehrmals versuchtest du, dir das Leben zu nehmen. Ich erinnere mich an

einen Wintertag, ich war vierzehn Jahre alt, als es plötzlich an unserer Tür klingelte und sie sagten, Arbeiter hätten dich im Wald unter einer Tanne gefunden. Die Ambulanz kam, du lagst in eine Decke gewickelt auf dem Boden, um dich herum ein Kreis Neugieriger, Kinder und ältere Leute. Ich stand schweigend inmitten der anderen, ich ging nicht zu dir hin, ich wagte es nicht, empfand nur Schrecken und Scham. Vielleicht auch Haß. Wie konntest du es wagen, mich dieser Scham auszusetzen? Die Szene steht noch so klar vor mir, als sei es gestern gewesen. Schnee fiel vom Himmel, und du lagst da mit deinem weißen Gesicht, einsam und stumm. Auch dies war Verrat, daß ich nicht zu dir ging, deine Hand nahm und etwas Warmes über dich breitete; aber ich konnte es nicht.

Du kämpftest ständig gegen deine Lust zu sterben, Mutter, das habe ich begriffen, seit ich erwachsen bin, und jetzt verstehe ich es noch besser. Manchmal, wenn ich an all die Jahre der Feindschaft zwischen uns denke, spüre ich Mitleid und Reue, daß ich dir zu Lebzeiten nie eine Spur Mitgefühl entgegenbringen konnte. Arme Mutter, du hast in meiner Kindheit und Jugendzeit so viel geweint. Es war ein gewaltiges, ungestümes und furchtbares Weinen, als seist du ganz und gar verlassen, es erschreckte und entsetzte mich. Du hast so oft geweint und warst böse auf mich. Aber sicher war nicht ich daran schuld, daß du so unglücklich warst.

Du versuchtest, dir das Leben zu nehmen, hast es aber nie geschafft. Warum hast du es niemals fertiggebracht? Du hättest durch den Tod Frieden gefunden.

Wahrhaftig, du zerstörtest meine Kindheit mit deinem ewigen Weinen, deinen ewigen Anklagen, deinem totalen Unvermögen, zu verstehen. Trotzdem habe ich während deiner Krankheit mit dir gelitten, Mutter, ich habe mir gewünscht, ich könnte dir beim Sterben helfen. Wie gerne hätte ich dir eine Morphiumspritze gegeben, nicht als Liebesdienst, sondern aus mitmenschlicher Pflicht.

Die Erinnerung an deine Krankenhauszeit quält mich nach wie vor. Einmal, es ging schon dem Ende zu, befahl der Abteilungsarzt eine Durchleuchtung der Lunge und des Herzens. Es sei nicht so gefährlich, meinte er, und sie rollten dein Bett durch den Gang. Ich wartete eine Stunde lang in deinem leeren Zimmer und fragte mich, was diese Untersuchung nützen sollte.

Danach hattest du kaum mehr Kraft zu sprechen, du sahst mich

nur an mit deinen leidgeprüften Augen und sagtest meinen Namen; du glichst einem zu Tode getroffenen Tier.
Wie konnte ich dich allein lassen in diesem geheimen Raum aller Torturen, hinter geschlossenen Türen. Noch lange danach sah ich deinen armen Körper vor mir, abgemagert, entkleidet, frierend und hilflos, umspannt von Riemen und elektrischen Schnüren, und du konntest dich nicht dagegen wehren.
Nicht so gefährlich, sagte der Arzt, als sie dich auf deinem Bett zurückrollten, ich aber hätte ihn am liebsten mitten ins Gesicht geschlagen, mitten hinein in diese Fratze der Gefühlskälte. Ich sagte: Wenn Sie meine Mutter noch ein einziges Mal einer solchen Behandlung aussetzen, dann werde ich alles in diesem Zimmer kurz und klein schlagen.
Trotz allem, ich versuchte deine Interessen wahrzunehmen, Mutter, dich zu verteidigen. Aber es war nicht genug, ich weiß es.
Zwei Tage vor deinem Tode ging dein Atem schwer. Mühsam und röchelnd holtest du Luft durch den geöffneten Mund, und hinter den halbgeschlossenen Augenlidern waren deine Augen schon die einer Toten. Wäre das Zimmer nicht von dem Dröhnen deiner Atemzüge erfüllt gewesen, hätte ich geglaubt, du seist tot.
Am letzten Tag saß ich lange an deinem Bett und hielt deine schlaffe Hand, aber du merktest es nicht.
Ich fuhr nach Hause, und nach ein paar Stunden riefen sie bei mir an und sagten, es sei zu Ende gegangen. So habe ich den Augenblick versäumt, da dein Leben zu Ende ging, da du aufhörtest zu sein. Es muß plötzlich geschehen sein. Niemand war bei dir, als du starbst, arme Mutter, einsam war dein Leben und einsam dein Tod.
Als ich kam, lagst du da in deiner undurchdringlichen, abweisenden Stille, die ich niemals vergessen werde. Verstummt waren deine heftigen Atemzüge, die bis zur Stunde den Raum wie mit dem Dröhnen einer gewaltigen Pumpmaschine erfüllt hatten, die fiebrig, voller Angst, den letzten schmerzerfüllten Rest des Lebens festhalten will, ehe die ganze Welt auseinanderfällt, zusammenbricht in einem Seufzer.
Ich hob das Laken und sah dein weißes marmornes Gesicht, die geschlossenen Augen, den Mund, der in der Andeutung eines Lächelns deine schönen Zähne sehen ließ. Aber dein Lächeln war eine Grimasse, die ich so oft als Kind sehen mußte, vor der ich Abscheu empfunden hatte: dieses Lächeln, das du mir

zeigtest, wenn du unglücklich warst und feindselig, das Leben haßtest und mich und alle anderen.
Ich ergriff deine Hand, sie war noch ein wenig warm, aber schlaff und grauenhaft leblos. Welch sonderbare Empfindung, als sie auf die Bettkante zurückfiel, schwer und willenlos. Zum erstenmal sah ich einen toten Menschen, und diese Endgültigkeit überwältigte mich. Alles war zu Ende. Für alles war es nun zu spät.
Ich weinte nicht und bat nicht um Verzeihung. Was hätte es genützt. Du und ich, Mutter, fanden nie Worte der Vergebung für einander, nicht während meiner Kindheit und Jugendjahre und auch nicht später im Leben, nicht während deiner Krankheit. Ein einziges Mal sahen wir uns wissend in die Augen, es war unmittelbar nachdem der Arzt dein Todesurteil ausgestellt hatte. Ein einziges Mal ein einziger langer, hilfloser Blick, der sagte: Alles war falsch, wir haben uns gehaßt und einander wehgetan, harte, herzlose Worte gegeben. Jetzt können wir nichts mehr ändern, jetzt ist es zu spät.
In meinen Augen ist es kindisch, zu glauben, man könne ein langes, fehlgelaufenes Leben auf dem Totenbett gutmachen. Nein, man kann keinen Strich darunter ziehen und weitergehen. Mutter! Vielleicht habe ich dich deshalb nicht um Verzeihung gebeten. Und weil ich es ganz einfach nicht konnte.
Zuviel stand zwischen uns. Nicht einmal als du im Sterben lagst, konnte ich Liebe für dich empfinden, und niemals streichelte meine Hand zart über deine Wangen oder kühlte deine heiße Stirn. Meine Abneigung war zu groß.
Einmal, zwei Tage vor deinem Tod, als du eine Dosis Morphium bekommen hattest, hobst du plötzlich mit großer Anstrengung deinen Arm, legtest ihn schwer um meinen Hals und sagtest: »Ich muß jetzt gehen, ich muß heimgehen.« Und du murmeltest einen Namen, aber es war nicht meiner, sondern der Name meiner Schwester.
Ich hatte keinen Trost für dich.
Ich bereue, daß ich dir nicht half beim Sterben, daß ich mir nicht diese Spritze Morphium verschafft habe, die geholfen hätte, daß du rasch dein schweres, unglückliches Leben beendet hättest und dir die letzten Monate der Todesangst erspart geblieben wären.
Du starbst im Mai, als im Park vor dem Krankenhaus die Krokusse und das junge Birkenlaub leuchteten. Wie hart habe

ich es empfunden, daß du diesen Frühling nicht mehr erleben durftest, die warme Sonne und das neuerwachte Leben.
Bei der Beerdigung untersagten wir dem Pfarrer, eine Rede zu halten. Du hattest es damals auch verboten, wie wir am Grab unseres Vaters standen. Wir wollten es nicht riskieren, diese abgedroschenen, heuchlerischen Worte hören zu müssen: »... Nun ruht sie in Frieden, die so viel gegeben hat, und die Trauernden denken mit Dankbarkeit an sie...«
Erschreckend war die Stille dieser Beerdigung; nicht viel Blumen, nicht viel Musik, nur wir, die Allernächsten.
An den Blumenstrauß, den ich auf den Sarg legte – eigentlich kindisch, denn wir wissen ja, daß die Toten es nicht sehen können –, hatte ich eine Karte mit dem Gedicht »Verzückung« von Hjalmar Gullberg befestigt, dieses Gedicht über den Tod, das mir das liebste ist, das ich oft leise für mich spreche, als Beschwörung und Trost. Ich fand, wir brauchten diese Worte, du und ich.
Es ist ein Gedicht der Versöhnung, nach der ich mich so oft heiß gesehnt habe, ein Gedicht der Hoffnung, daß eine Vater- oder Mutterhand zuletzt doch alle Enttäuschung und Bitterkeit des Lebens wegstreichen wird, die schwere Schuldenlast von uns heben und das verlassene, weinende Kind trösten wird.

Das Recht auf unseren Tod

Nach der Krankheit und dem Tod meiner Mutter schrieb ich für die Kulturseite der *Dagens Nyheter* vom 7. Juni 1973 einen Beitrag. Das Thema: Wir müssen das Recht erlangen, unseren Tod zu bestimmen. Jeder Mensch sollte festlegen und bekunden dürfen, welche Art Sterbehilfe er für sich in Anspruch nehmen will. Es ist eine Frage der persönlichen Freiheit und der Menschenrechte. Einen Menschen zu sinnlosem Leiden zu zwingen, ist eine Kränkung.
Ich bringe hier meinen Aufsatz, der in *DN* unter der Überschrift »Das Recht auf unseren Tod« erschien.

Ist es richtig, einem kranken Menschen »die Wahrheit« zu sagen, nämlich, daß sein Leiden unheilbar ist und er bald sterben wird? Ja, befinden die Ärzte. Es ist bei uns so üblich, sagen sie. Der Patient hat ja »ein Recht auf seinen eigenen Körper«.
Aber liegt nicht irgendwie Brutalität in dieser Einstellung? Der Mensch hat ja kein Recht auf seinen eigenen Tod. Er darf nicht um die Spritze bitten, die ihn rasch und für immer von den namenlosen Qualen befreit. Er muß alle Stadien der Vernichtung durchmachen. Wie mir scheint, ist es auch weder bei den Ärzten noch beim Pflegepersonal der Krankenhäuser Brauch, den Menschen in ihren Ängsten und Sorgen beizustehen. Der »zum Tode Verurteilte« – oft kraftlos und matt von Fieber – wird, an sein Bett gefesselt, seinen Ängsten und Todesgedanken überlassen, die ihn durch Schmerzen und unvorstellbares Grauen jede Sekunde mehr bedrängen.
Der »zum Tode Verurteilte« sollte die beste Fürsorge und Rücksicht beanspruchen dürfen. Statt dessen aber scheint man in den Krankenhäusern nach wie vor die alte Routine in ihrer ganzen Gefühllosigkeit zu praktizieren. »Setzen Sie sich auf, stehen Sie auf, drehen Sie sich um, essen Sie, holen Sie tief Luft, strecken Sie die Beine.« Das Personal in unseren Krankenhäusern hat nicht viel Ahnung, wie man mit Sterbenden umzugehen hat.
Es müßte selbstverständlich sein, daß der Patient mit dem Arzt

sprechen kann, mit dem Pfarrer oder Beichtvater oder einer anderen Person seines Vertrauens – über den Tod sprechen kann. Einem Sterbenden muß man das Gefühl des Aufgegebenseins nehmen: Das ist Hilfe. Aber gerade dies scheint man nur den Angehörigen zu überlassen, die doch genauso ratlos und überrumpelt sind und selbst dringend Rat und Trost brauchten. (Warum gibt es übrigens nicht eigene Zimmer, wo die Sterbenden mit ihren Angehörigen beisammen sein können? Sorgen und Ängste müssen im allgemeinen Krankenhaus-Großraum, vor allen anderen und bei zurückgezogenen Vorhängen durchlitten werden.)

Man bekommt das unheimliche Gefühl, daß der Tod als banale Geschichte angesehen wird. Es wird zur einfachen Routine, jemand als »todkrank« zu erklären. »Sie haben noch einen oder zwei Monate zu leben. Es kann schnell gehen oder langsam. Aber sterben müssen Sie. Ihre Krankheit ist unheilbar.«

Es tut nicht weh zu sterben, sagte erst neulich ein Arzt in einer Fernsehsendung. Nun, vielleicht ist der letzte Atemzug schmerzfrei. Aber der Prozeß des Sterbens, der monate- oder jahrelang vor sich gehen kann, ist sicher qualvoll. Wer kann die seelischen Schmerzen ermessen? Den Schmerz, aus dem Leben scheiden zu müssen. Die Angst, man könnte vergessen, die schmerzstillende Spritze zu verabreichen, es könnte geschehen, daß die Hilfeschreie nicht gehört werden.

Wer erfahren hat, daß er sterben muß, ist zutiefst erschüttert. Ich muß sterben, o guter Gott, hilf mir. Die Umwelt – das Krankenhauspersonal wie auch die Angehörigen – müßten das verstehen und danach handeln.

Wir fürchten die Schmerzen und die Einsamkeit des Todes. Wir wollen rasch sterben. Der Herzinfarkt als Todesursache wird von den meisten Menschen als Barmherzigkeit angesehen. Wir hoffen, der Tod möge uns ahnungslos erreichen. »Komm, wenn ich schlafe, aber wecke mich nicht«, so beginnt ein Gedicht von Bo Bergmann. »Geh leise, daß ich dich nicht sehe, geh dicht hinter mir, schließe meine beiden Augen, damit ich ruhig schlafen kann, doch tu es rasch und sanft und freundlich, sonst habe ich Sorge, ein Schrecken wäre letzter Gedanke und Last.« So schreibt Birger Sjöberg.

Aber ist es nicht die bittere Wahrheit, daß für die meisten Menschen der Tod ein langwieriger und qualvoller Prozeß wird? Als Realist muß man damit rechnen, von einer unheil-

baren Krankheit befallen zu werden, zum Beispiel Krebs, die dann mit absoluter Sicherheit unerhörte und langwierige Schmerzen mit sich bringt. Ebenso muß man mit allen anderen Alterskrankheiten rechnen.
Wohl träumen wir davon, als alte, aber gesunde Menschen zu sterben, aber die meisten von uns müssen ihre letzten Tage in einem Krankenhausbett durchleiden, Opfer der modernen, grausamen medizinischen Überlebenstechnik. Tropfinfusionen, Ernährung mittels Sonden, Katheder, Antibiotika, Sauerstoffmasken, Schleimabsauger, Herzmassagen, Herztabletten, Bluttransfusionen: alles, um für den Kranken und Kraftlosen einen barmherzigen Tod hinauszuschieben. (Der Todesfelsen, wie ihn unsere Urahnen kannten, erscheint mir dagegen eine humane Einrichtung gewesen zu sein.)

Es ist wichtig und notwendig, daß wir in eine Debatte über die Sterbehilfe eintreten. Wir müssen das Recht erlangen, über unseren Tod zu bestimmen. Es ist eine Frage der persönlichen Freiheit und eine Frage der Menschenrechte. Jedem Menschen sollte gestattet sein, schriftlich festzulegen, welche Art von Sterbehilfe er für sich wünscht. Dieses Schriftstück müßte abgefaßt und durch Zeugen bestätigt werden, solange der Betreffende noch gesund und »voll zurechnungsfähig« ist.
Es ist eine Mißachtung der Persönlichkcit, Menschen zu sinnlosem Leiden zu zwingen.

Die Ärzte fürchten die Diskussion über Sterbehilfe. Folgendes Erlebnis kann dies aufzeigen:
Ich hatte während langer Zeit meine krebskranke Mutter mehrmals täglich besucht und alle Stadien ihres Verfalls mitangesehen. Bei einem Gespräch mit dem Stationsarzt sagte ich: »Wenn ich meiner Mutter helfen könnte, daß sie erlöst wird, würde ich es tun – auch wenn ich dafür ins Gefängnis müßte.«
Am nächsten Tag bat mich der Arzt zu einer Besprechung und erklärte: »Nach dem, was Sie gestern sagten, kann ich für die Patientin keine Verantwortung mehr übernehmen. Ich kann mich nicht mehr auf Sie verlassen, Sie dürfen Ihre Mutter nur mehr in Begleitung anderer besuchen, die Besuche müssen auch eingeschränkt werden, vielleicht muß ich sie ganz untersagen. Möglicherweise muß ich die Patientin nach Hause schicken.«
Die Entscheidung fiel durch den Oberarzt des Krankenhauses:

er erlaubte meine Besuche. Aber noch am gleichen Tag wurde eine »Wache« in das Zimmer meiner Mutter gesetzt, und alle Besucher wurden streng beobachtet. Seitdem wurde ich keine Sekunde mehr mit meiner im Sterben liegenden Mutter alleingelassen.
Sind am Ende alle Stationsärzte so hysterisch und ratlos? Besser wäre es gewesen, wenn sich der Arzt zu einem Gespräch über Sterbehilfe entschlossen hätte.
Wir haben das Recht, eine offene und ehrliche Debatte über das Thema Sterbehilfe zu verlangen. Wir müssen ja alle sterben. Muß dann nicht auch gebilligt werden, daß wir sagen dürfen, *wie* wir sterben wollen?
Es ist Sache des Ärzteverbandes und der öffentlichen Fürsorge, dieses Gespräch zu beginnen. Phrasen über möglichen Mißbrauch oder die Ausrede, »daß wir nicht reif dazu sind«, reichen nicht mehr aus. Wir sind auf alle Fälle reif genug, um über dieses Problem zu *sprechen.*

Tagebuchaufzeichnungen über Dauerpflegefälle

Mit eigenen Augen wollte ich sehen, was man mir in den letzten vier Jahren immer wieder zugetragen hatte: Auf der Station für langwierige Pflegefälle leiden die Patienten sinnlos, sie sterben schwer und es dauert so lange.
Die alten, unheilbar kranken Menschen, die Sterbenden, werden durch technisierte Methoden und Apparaturen am Leben gehalten. Oder man hält sie auf »Sparflamme«, indem man sie unzureichend mit schmerzstillenden Mitteln versorgt, Morphium beschleunigt ja das Sterben; aber da der Tod als Niederlage angesehen wird, muß er bekämpft werden, und deshalb verabreicht man auf diesen Stationen Morphium nur in sehr kleinen Dosen.
Humanität und lebenserhaltende Vorsorge waren natürlich ehemals der Grund zur Technisierung medizinischer Behandlungsmethoden – die Konsequenzen sind aber letzten Endes Unmenschlichkeit und Grausamkeit.
Will man wirklich feststellen, wie es bei den langwierigen Pflegefällen zugeht, muß man in einer entsprechenden Klinik arbeiten – davon war ich überzeugt. Also bemühte ich mich um eine Anstellung, bekam sie ohne Schwierigkeiten und nahm die Arbeit als stundenweise eingeteilte Schwesternhilfe sofort auf.
Die folgenden Seiten bringen Tagebucheintragungen, die kaum redigiert sind. Der Name des Krankenhauses wird nicht genannt, auch nicht die Namen der Ärzte, Krankenschwestern und Pfleger. Alle Namen der Patienten sind erfunden. (Auf der Station für langwierige Pflegefälle werden die Patienten selten mit »Herr« oder »Frau« angeredet, meist nur per du und sehr oft mit der Nummer ihres Zimmers.)

18. März. Ich rufe die Personalabteilung des Krankenhauses an und frage, ob man mich einstellen kann. Man bittet mich, persönlich vorzusprechen. Die Personalchefin wirkt klug und tüchtig. Wir unterhalten uns eine Weile, dann überreicht sie mir einige Schriftstücke zum Unterzeichnen. Damit bin ich angestellt. Ich bekomme den Schlüssel zu einem Kleiderschrank und einen Arbeitsplan für die nächsten zwei Wochen. Ich soll am Mittwoch beginnen, von 7 bis 16 Uhr arbeiten, Donnerstag von 14 bis 21 Uhr, Freitag wieder von 7 bis 16 Uhr. In der darauffolgenden Woche bin ich Montag von 14 bis 21 Uhr eingeteilt, Dienstag von 7 bis 16 Uhr, Mittwoch von 7 bis 15.30 Uhr. Ein paar Tage frei, danach aber Wochenenddienst.

23. März. Erster Tag. Um fünf Uhr läutet der Wecker, ich muß zeitig aufstehen, denn ich muß mit der Tunnelbahn und mit dem Bus fahren. Ich komme gegen 6.45 Uhr zur Klinik, eile ins Personalzimmer und ziehe den weißen Kittel über. Ein ungewohntes Gefühl, aber nicht unangenehm. Um sieben Uhr sind alle Stationsangehörigen – etwa zehn bis zwölf Schwestern und Schwesternhelferinnen – bei der Stationsschwester Anna zur Frühbesprechung versammelt. Sie hat ihre Schicht beendet, und Schwester Mia übernimmt die Arbeit. Schwester Anna ist zuständig für die Arbeitseinteilung auf der männlichen und auf der weiblichen Station. Ich soll heute nur »mitgehen«. Inga, die älteste unter den Schwesternhelferinnen, soll mich anleiten. Die ersten vier bis fünf Tage »geht man nur mit«, um die Arbeit zu beobachten und daraus zu lernen. Das ist so Brauch, wenn man nicht zu einem Einführungskurs von zehn Tagen eingeladen worden ist – was auf dieser Dauerpflege-Station nicht üblich ist.
Ich soll also mitgehen. Aber kaum im Krankensaal, muß ich schon selbständig arbeiten. »Es ist am besten, du fängst gleich damit an«, erklärt Inga mit Bestimmtheit. »Dadurch lernst du alles viel rascher. Fang gleich bei Arvid an.«
Ich hole eine der numerierten Waschschüsseln, Seifenlösung, Zellstoff und Windeltücher aus dem Waschraum und fange an. Schließlich habe ich mein Heim siebzehn Jahre lang selbst gepflegt und meine Kinder versorgt und bin nicht gerade auf den Kopf gefallen – wohl aber etwas verwirrt durch die vier halbnackten, alten Männer in ihren Betten. Mein Patient Arvid ist ein kleiner siebzigjähriger Mann mit roten Wangen und wirrem Blick. Er kann nicht mehr zusammenhängend sprechen, lächelt ständig vor sich hin. Ich wasche seinen Ober- und Unterkörper, er stinkt fürchterlich nach altem Urin. Er muß ein Uridom bekommen, sagt Inga und zeigt mir eine Plastiktüte. Sie muß über den Penis gestülpt und daran festgemacht werden. Schwierig. Ich muß Handschuhe tragen, und dadurch geht es noch schwerer. Dann soll Arvid rasiert werden, aber sein

Apparat ist kaputt. Ich borge einen Rasierapparat bei Arvids Nachbar, einem mageren, ausgemergelten Mann, dem ein Bein amputiert wurde. Knochenkrebs?
Im Waschraum, wo man die Waschschüsseln, aber auch den Urin und alles andere ausleert, ist die Luft für eine empfindsame Nase ekelerregend, ich bin so etwas nicht gewöhnt. Waschsäcke, vollgestopft mit von Urin und Stuhlgang beschmutzten Laken und Wäschestücken. Anfangs muß ich den Atem anhalten, für üble Gerüche war ich immer besonders empfindlich. Aber man wird sich wohl daran gewöhnen.
Arvid soll mit Hemd, Unterhose, Strümpfen, Pantoffeln, langer Hose und Strickjacke angekleidet werden. Es ist anstrengend, denn er kann überhaupt nicht mithelfen, nur die Arme ein wenig bewegen. Dann wird er aus dem Bett in den Rollstuhl befördert, dabei müssen zwei Helferinnen assistieren. Er wird mit einem Gürtel festgeschnallt; er könnte zwar ein wenig umhergehen, stellt aber nur Unfug an, trinkt das Seifenwasser aus, sagt Schwester Inga, also muß er den ganzen Tag festgeschnallt sitzen. Er sitzt da und schaut. Manchmal verschiebt sich sein Urinsack, und das Wasser geht daneben, durchnäßt die Hosen. Dann müssen wir ihn wieder ins Bett wuchten und umkleiden.
Schon nach kurzer Zeit passiert es wieder, leider. Auf Arvids sauberer Hose zeichnen sich dunkle Flecken ab, aber wir haben keine Zeit, ihn ins Bett zu schaffen, er muß warten.
Ich wasche und rasiere den nächsten alten Mann, er heißt Bertil. Ein vollkommen »klarer« Patient. Vergessen Sie die Oberlippe nicht, bittet er. Sein Körper ist unvorstellbar mager wie der eines Dreizehnjährigen. Er muß einmal ein gutaussehender kräftiger Mann gewesen sein, man sieht es auf den Fotos, die auf dem Fernseher und auf seinem Nachttisch stehen. Groß von Wuchs mit üppigem Haar. Jetzt sind seine Haare ganz dünn, sein Gesicht gleicht einem Vogelkopf, seine Stirn zeichnet sich scharf ab, darunter liegen die dunklen Augen tief eingesunken, von dunkelbraunen Ringen umrahmt. Ein Bein amputiert, das andere in Gips, nach zwei Spontanfrakturen. Das eingegipste Bein wirkt verbogen wie ein »S«. Ich erfahre, daß der Professor, der ihn operierte, eine Prothese für das amputierte Bein angeordnet hat. Wie aber soll er mit dem anderen, dem krummen Bein gehen, frage ich mich.
Wir versuchen, ihn im Bett umzudrehen, um das Durchzuglaken zu wechseln und ihn anzukleiden; er bekommt Schmerzen

im Gipsbein. Aber er will Hosen übergezogen bekommen, auch Strümpfe. Wir müssen Bertil zu zweit versorgen. Dann liegt er den ganzen Tag angekleidet auf seinem Bett. Unter sein Bein wird als Stütze ein Sandsack geschoben.
Der dritte im Saal, Hällberg, ist sehr stark verkalkt. Er sitzt den ganzen Tag angekleidet im Rollstuhl, lacht nicht, spricht nicht, scheint nichts zu verstehen. Er kann noch selbst essen, kleckert aber daneben, sein linker Arm ist gelähmt, der rechte bewegt sich nur schwer.
In Bett 4 liegt Johan, ein weißhaariger kleiner Mann, der den ganzen Tag in Fötusstellung auf seinem Bett liegt, nach der Mutter ruft: Ai, ai, ai! Wenn er schläft, liegt ein mildes Lächeln über seinem Gesicht. Er will nichts essen, wird aggressiv, wenn man versucht, ihn zu füttern. Nur widerwillig trinkt er eine Schleimsuppe aus der Schnabeltasse, mit Kaffee geht es besser. Er liegt den ganzen Tag unbeweglich da, man muß ihn öfters in eine andere Lage drehen, um ein Wundliegen zu vermeiden. Die Stationshilfen scheinen sich sehr Mühe mit ihm zu geben, wollen erreichen, daß er Speisen zu sich nimmt. Ich finde es sonderbar. Warum muß er essen? Sie versuchen es auch, ihn mit freundlichen Zurufen aufzumuntern. »Los, Johan, iß jetzt, du wirst uns zu mager!« Aber wozu das, überlege ich. Er liegt doch im Sterben. Warum ihn zwingen zu essen?
An diesem Nachmittag muß ich sechs Patienten frisch ankleiden, da bei allen der Urinsack verrutscht ist. Durchnäßte, stinkende Hosen, urinnasse Kissen in den Rollstühlen. Einer der Männer ließ im Rauchzimmer sein Wasser einfach zu Boden laufen, es bildete sich eine große Lache. Jetzt, wieder sauber angekleidet, muß er im Bett bleiben. Es wäre zu anstrengend, ihn erneut in den Rollstuhl zu setzen.
Ich plaudere ein wenig mit Pettersson, er sitzt im Rollstuhl, hat ein Bein amputiert, in dem anderen Brand. Das Bein ist ganz schwarz, mit tiefen, eitrigen Wundstellen, Staphylokokken. Es muß wohl auch abgenommen werden, sagt er, es schmerzt ja so wahnsinnig. Pettersson ist ein großer, kräftiger Mensch; verbittert stellt er fest, daß er zuwenig Schmerzlinderung bekommt. Aber er will ja nicht jammern. »Das müßten die doch selbst begreifen.«
Auf der Männerstation liegen in einigen Zimmern auch Frauen. Heute habe ich Elna kennengelernt, eine magere, spröde Frau mit weißem Haar, um die siebzig, sehr nervös, leicht verwirrt. Sobald man sich ihrem Bett nähert, weint sie so heftig, daß ihr

Gebiß klappert. Sie will eine Tablette, sie habe so Schmerzen, klagt sie. »Meine Gute, setzen Sie sich zu mir, kommen Sie, nur ein wenig, ein wenig«, so klagt sie den ganzen Tag. Man soll sich nicht um sie kümmern, sagen die Stationshilfen. Sie ist eben so. Der Doktor behauptet, sie sei hysterisch.
Ihre Bettnachbarin, Selma, ist dreiundneunzig, ein kleines Weiblein, nur Haut und Knochen. Sie murmelt den ganzen Tag unverständliche Sätze oder winkt mit den Händen durch die Luft. Meist schläft sie oder hat wenigstens die Augen zu, trotzdem dringt aus ihrem Mund gleichsam ein Schwall von Wörtern. Sie gleicht einer kleinen, mageren Hexe mit ihrem zahnlosen, eingesunkenen Mund.
Mittagessen, Kaffeestunde, Fütterung. Der Tag vergeht, man läuft hin und her. Sundström, im Zimmer 3, ein großer, kräftiger Mann, hochgewachsen, schwer, völlig hilflos nach mehreren Hirnblutungen, ißt gierig, wenn ich ihn füttere. Manchmal versucht er, mir etwas zu sagen, er fuchtelt mit seinen großen Händen in der Luft herum. Sieht mich bittend an. Was will er? Rauchen? Als ich ihm im Rauchzimmer behilflich bin und einen Zigarillo für ihn anstecke, sieht er glücklich aus. Er kann »ja, ja« und »nein, nein« sagen, aber man weiß nicht genau, was er meint. Wieviel versteht er, was empfindet er noch?
Der alte, kleine Aron, halb erblindet, mit kaputten, schmerzenden Füßen, wankt durch die Korridore; die schwere, überfüllte Urinflasche hängt ihm unten am Beinende der Hose. Aron ist einer der wenigen, die gehen können. Fast alle zwölf Patienten in der Männerabteilung liegen oder sitzen den ganzen Tag. Aron bittet: »Kann mir denn niemand mit dem Zeug da helfen?« Aber im Augenblick hat niemand Zeit, das Urinal auszuwechseln, zuerst muß der Kaffee ausgegeben werden. »Du mußt warten, Aron«, ist die häufigste Antwort. »Im Augenblick hat niemand Zeit.«

24. März. Zweiter Tag. Arbeitsbeginn um 14 Uhr. Heute soll ich bei Lena mitgehen, in der Abteilung für Frauen. Lena ist ein blondes Mädchen, munter, spricht einen originellen Dialekt, ist ein wenig grob, aber immer fröhlich. Wir gehen durch die Krankensäle und sehen da und dort nach dem Rechten, bereiten alles für die Mahlzeiten vor. Es ist halb drei, das Essen wird um halb vier ausgegeben.
Ann-Britt, eine Schwesternhelferin, betätigt bei Siv auf Zimmer 10 den Schleimabsauger. Siv hustet krampfartig, sie hatte

eben einen Anfall. Sie ist Patient mit Multipler Sklerose (MS) seit vielen Jahren, sehr mager, blaß, sie siecht dahin, die Krankheit hat alle Gliedmaßen erfaßt. Sie kann sprechen, aber nur sehr undeutlich, kann nur mühsam schlucken, ist ganz gelähmt, kann nicht einmal den kleinen Finger rühren. Sie sieht furchtbar leidend aus. Ich kann es nicht verhindern, daß mir plötzlich die Tränen in die Augen schießen, ich muß aus dem Saal gehen und weinen. Daß das Leben so furchtbar, so ungerecht sein kann, es ist kaum zu ertragen. Ihre gequälten Augen!

Bei Zimmer 6 leuchtet die Lampe auf. Gunilla liegt in einem Einzelzimmer. Ihr ganzer Körper ist von Krebs befallen, sie ist vollkommen zum Skelett abgemagert, ihre Schenkel sind nicht stärker als der Unterarm eines Mannes. Sie habe so starke Magenschmerzen, sagt sie und weint. »Ich muß jetzt eine Spritze kriegen!« Ich gehe zur Stationsschwester, finde bei ihr auch Ann-Britt, die Schwesternhelferin. Beide behaupten, die Spritze solle erst in einer halben Stunde gegeben werden. Ich dränge, werde hartnäckig. Nein, man kann nicht beliebig oft spritzen. Ich gehe zurück zu Gunilla und bringe ihr diesen Bescheid der beiden Schwestern. Sie weint. Ich bitte noch einmal eindringlich um die Spritze. Jetzt versucht Ann-Britt, Gunilla zu trösten. »Kannst du dich denn nicht noch ein wenig gedulden?« – »Nein. Auf der Radiumstation bekam ich die Spritze, sooft ich sie verlangte.« Schließlich bekommt sie ihre Spritze und ist mir so dankbar, daß ich ihr geholfen habe. Aber ich habe mich wohl nicht beliebt gemacht, habe mich in Sachen eingemengt, die mich nichts angehen.

Gunhild klingelt. Sie hat Magenschmerzen, verlangt eine Tablette. Sie ist ungewöhnlich groß, eine Riesendame ohne Beine mit Hängemagen. Auch sie behauptet, nie genug schmerzlindernde Tabletten zu bekommen. Jetzt soll sie in die Klinik zu einer Untersuchung. Sie blutet aus dem Unterleib, erzählt sie mir, sie hat wohl einen Strahlenschaden abbekommen, als man die Beine amputierte. Sie nimmt es jedenfalls an.

Ich mache noch bei der alten Frau Lindström einen Besuch, sie ist achtundachtzig und will sterben. Eine kleine, rundliche Frau mit unzähligen Runzeln in dem runden Gesicht. Sie spricht den singenden nordischen Dialekt. Meist liegt sie ruhig da und spuckt in ihren Spucknapf. »Das Leben ist so schwer, wenn ich doch endlich sterben dürfte«, sagt sie.

Immer wieder erschrecke ich darüber, daß man den alten

Menschen so wenig Schmerzlinderung zuteil werden läßt, so wenig Beruhigungsmittel verabreicht. Große, starke Männer weinen: »Es tut so weh. Ich weine ganze Nächte, wenn ich allein bin. Es schmerzt im ganzen Körper.« Ihrc Gesichtszüge verkrampfen sich, in ihren Augen ist nur Verbitterung zu lesen.
Abends erreiche ich die Tunnelbahn um 21.20 Uhr, um nach Hause zu fahren. Müde! Diese schweren Männer. Diese dicken Frauen, die alle gehoben und anders gelagert werden müssen.

Die ersten Tage haben Gefühle der totalen Ohnmacht und Ratlosigkeit in mir ausgelöst. Ein Chaos. Werde ich es schaffen? Ich habe Einblick in eine mir völlig fremde Welt bekommen. In die Welt des Leidens. Warum ertrage ich den Anblick dieses Leidens nicht? Vielleicht, weil ich die Schmerzen und das Leiden in dieser Pflegeanstalt als sinnlos empfinde.
Ich möchte ein solches Leben nicht leben. Möchten es denn die anderen? Ist das Leben an sich so wichtig, daß man sogar die qualvollsten und erniedrigendsten Situationen akzeptiert?

25. März. Arbeitsbeginn 7 Uhr früh. Diesmal soll ich bei Britta mitgehen, ein dunkler, schlanker Typ, hilfsbereit, aber recht schweigsam. Sachgemäße Anleitung wird ja nie gegeben, man muß einfach hinterherlaufen und möglichst viel beobachten. Oder man erledigt seine Arbeit so, wie man es für richtig hält. Alles muß immer schnell gehen.
Patient 2 von Zimmer 2 hat in die Hosen gemacht, er hat schon vor einiger Zeit gemeldet, daß er zur Toilette müßte, aber niemand hatte Zeit, ihm zu helfen. Im psychologisch wichtigen Augenblick ist meist niemand zur Hand. Es ist nicht einfach, diese schweren, unbeweglichen Menschen zur Toilette zu bringen. Zunächst müssen sie im Rollstuhl hingefahren werden, dann aus dem Stuhl hochkommen und sich auf den Toilettenstuhl setzen; gerade dabei brauchen sie Hilfe. Es geht nur langsam. Nun will aber auch Patient 1 von Zimmer 20 zur Toilette. Sie hat einen schweren Körper, kann zwar auf ihren Beinen stehen, ist aber unsicher, hat ständig Angst, zu fallen. Nun endlich sitzt sie dort, aber es kommt nichts.
Matar Lasso ist aus Estland, ein fünfundvierzigjähriger, gut aussehender, schlanker Mann. Nach einer Gehirnblutung ist er völlig gelähmt und hat das Sprechvermögen eingebüßt. Er bekommt Tabletten gegen die Parkinsonsche Krankheit, er

leidet unter schweren Zuckungen im rechten Arm und Bein. Sein Mund ist schief, sein Blick bewegungslos. Ich füttere ihn, es gibt Butterbrote mit Käse. Man muß erraten, was er essen und trinken will. Nur wenn seine gute Frau kommt, geht es ihm etwas besser. Seit seiner Gehirnblutung versteht er nur mehr seine Muttersprache, estnisch.

Ich wasche und rasiere Bertil. Er soll zum Gipssaal, sein krummes, S-förmiges Bein soll neu eingegipst werden. Nachmittags ist er wieder zurück. Es war verdammt unangenehm, sagt er. Aber er hat ja nun ein sauberes weißes Gipsbein anstelle des alten, kotbeschmutzten. Jetzt will er rauchen, ich fahre ihn zum Rauchzimmer. Dort sitzen schon zwei Männer in ihren Rollstühlen, schweigend, mit einer Zigarette. Totenstille im Raum. Verbitterung. Für ihren Zustand gibt es keine Worte, nichts kann mehr helfen.

Über den Türen zu den Zimmern leuchten die Lämpchen auf, pausenlos, pausenlos. Die Schüssel oder das Uringlas bringen, das Bett höherstellen, Wasser oder Saft trinken, einen Augenblick lang die Hand halten. Für Elna aus der Cafeteria die säuerlichen Karamellen holen. Sie weint, wie immer, sie braucht Kontakt, Geselligkeit. Ich muß an eine Radiosendung denken: »Das Leben hat trotz allem noch kleine Freuden für die alten Menschen in den Pflegeanstalten. Vielleicht hilft ihnen manchmal ein säuerliches Lutschbonbon...« sagte ein Generaldirektor.

Nun tröste ich Elna mit säuerlichen Karamellen. Ein tröstender Ersatz für was?

»Bleib doch ein bißchen bei mir«, bettelt Elna, »das gibt so ein gutes Gefühl.« Sie weint heftig, wie immer, ihre Zähne klappern. Ich muß gehen, sage ich, ich habe noch viel Arbeit. Sie werden böse, wenn ich zu lange wegbleibe.

Draußen, im Tages-Aufenthaltsraum, sitzen sechs Patienten in ihren Rollstühlen und starren Löcher in die Luft. Aus Elnas Zimmer hört man es rufen: »Ihr Guten, kommt doch einer herein zu mir!« Ich gehe zur Stationsschwester und frage: »Kann Elna nicht ein Beruhigungsmittel kriegen, sie ist so nervös und fliegt am ganzen Körper.« – »Nein, es ist unmöglich, sie hat ihre Tagesration bekommen.« – »Ja, aber – kann sie nicht noch eine Tablette kriegen, sie brauchte es wirklich!« – »Nein!« – »Warum nicht?« – »Sie soll ja nicht süchtig werden.« – »Ach so, aber...« Ich gehe. Es hat keinen Zweck.

Mein Dienst ist um vier Uhr nachmittags zu Ende. Ganz

langsam wandere ich durch die sonnenhelle Straße zum Bus, bin glücklich über den sanften Frühlingswind. Aber traurig, traurig und müde, müde. Ich denke an die Arbeitswoche, die hinter mir liegt. Drei lumpige Tage hatte ich durchzuhalten, drei Tage, aber zugleich eine Ewigkeit. Ich denke an die Worte, die mir immer wieder gesagt wurden: »Du darfst es nicht so schwer nehmen, sie sind eben so, man darf sich nicht darum kümmern. Du verwöhnst die Patienten, tu es nicht. Es wird für uns alle dann zu anstrengend.«
Ich denke an das sinnlose Leiden. Und an die vielen Reden, wie man die psychologische Pflege verbessern könnte: Wir müssen für die alten und kranken Menschen mehr Zeit, mehr Fürsorge, mehr Liebe haben. Und doch sitzen wir nicht bei ihnen und halten ihre Hände.

28. März. Heute bin ich ein bißchen müde. Sundström hat während der Nacht eine neue Gehirnblutung bekommen. Sein Mund hängt schief, sein Blick ist glasig. Sein gesundes Auge sieht jetzt genau so aus wie sein Emailleauge, das er über Nacht immer herausnehmen muß. Er weint und läßt meine Hand nicht mehr los. Der arme Sundström macht eine schwere Zeit durch. Er muß das sogenannte Blasentraining lernen, um den Urin zu halten, nur dann kann er später den Katheder wieder wegkriegen. Mir erscheint diese Anordnung sinnlos und ohne Hoffnung auf Erfolg. Der Harn drängt, es muß schmerzen, ich sehe es an den sich immer tiefer abzeichnenden Furchen auf seiner Stirn. Sein ganzes von Falten zerfurchtes Gesicht drückt Schmerz aus. Sagen kann er ja nichts. Nun muß er nach dieser neuen Gehirnblutung genau untersucht werden. Eine Schwesternhelferin, an diesem Tag erst neu eingestellt, fühlt den Puls und mißt den Blutdruck. Sie schreit Sundström ins Ohr, was sie abgelesen hat, sie will sich aufgeschlossen für Zusammenarbeit zeigen, der Patient soll Bescheid wissen – so ist es wohl gemeint. Aber Sundström scheint weder zu hören noch zu sehen oder zu verstehen. Dann wird er allein gelassen, obwohl er schwere Angstzustände hat, das ist nicht zu übersehen. Wenn wir nicht die Zeit haben, bei einem Patienten zu bleiben, müßten wir doch wirksame angstdämpfende Medizin reichen.
Ich rolle Bertils Bett ins Rauchzimmer, helfe ihm, die Zigarette anzuzünden. Er darf beim Rauchen nicht allein bleiben. Heute ist er so schwach, daß ihm die Zigarette aus der Hand fällt. Er liegt heute auf dem Ring, er hat so starke Schmerzen und

soll nicht wundliegen. Es brennt im Hintern wie Feuer, sagt er.
Arvid hat sich völlig durchnäßt. Stundenlang muß er mit seinem durchlässigen Urin-Behälter dasitzen und dann ins Bett. Den Kaffee muß er noch sitzend, in seinem nassen Zeug, nehmen. Dann will er zur Toilette, ich fahre ihn hinaus und versuche, ihn auf den Sitz zu kriegen. Lasse ihn kurze Zeit allein. Als ich zurückkomme, holt er den Kot mit den Fingern heraus. Er ist so hart, murmelt er. Er muß jetzt fast am ganzen Körper gründlich gewaschen werden. Am Waschbecken taumelt er hin und her, kann kaum stehen, während ich ihn säubere. Er stinkt, ich bekomme Brechreiz.
Johan ruft wie immer nach seiner Mutter – ai, ai, ai – gefolgt von einem endlosen Wortschwall. Manchmal wird sein Zimmergenosse Bertil, der einzige in diesem Krankenzimmer, der sprechen kann, wütend und schreit »Halt das Maul!« Sein Bettnachbar, der arme, total verkalkte Hällberg, liegt in seinem Bett, fuchtelt wild mit Armen und Beinen herum und versucht immer wieder, über die Bettkante zu kommen, aber es ist ja unmöglich, das Gitter ist ziemlich hoch. Heute ist er unruhiger denn je.
Bertil hört Radio, pausenlos ertönt Musik aus seinem Apparat. Eben ist die Kaffeestunde vorbei, nun kommt das Umlegen, Aufbetten, Wasserlassen und Stuhlgang, danach Säuberung, Spülen der Gebisse und zum letzten Mal vor der Nacht ein Glas Wasser oder Saft.

29. März. Margit, die Diabetikerin, die in ein anderes Zimmer verlegt wurde, weil sie mit Siri ständig Streit hatte, drückt ihre Klingel auf Alarm, sie hat etwas zu berichten. Sie ist sehr aufgeregt, sprudelt die Worte hervor. Ihre neue Zimmergenossin, Olga, ist ja eine Kleptomanin! Nachts steht sie heimlich auf und geht auf Beute aus. Jetzt hat sie Margits Uhr gestohlen. Margit wagt es nicht mehr, ihr Bett oder das Zimmer zu verlassen. Sie muß ja ihre Sachen bewachen, jetzt gibt es keine Rollstuhl-Ausflüge mehr hinaus auf den Korridor. So eine dürfte nicht in der Station bei den Dauerpflegefällen liegen, sagt Margit verärgert.
Die kleine magere Olga verkriecht sich ständig tief unter ihrer Wolldecke, ganz angezogen, mit Strümpfen und Schuhen; die Handtasche unter dem Kopfkissen. Es ist, als hielte sie sich krampfhaft an ihrer Strickjacke und der Wolldecke fest, nie

lockert sie den Griff. Sie kann nicht sprechen, jammert aber manchmal wie ein weinerliches Kind vor sich hin oder wie ein ausgesetztes junges Tier.

Elna läutet und klagt, sie habe eiskalte Füße. Sie friert so furchtbar, liegt aber immer mit Strümpfen im Bett. Sie bittet mich, ihr die Hand zu halten, und sogleich beginnt das Zähneschlagen, und ihre Augen füllen sich mit Wasser.

Ich füttere Olle K. mit der Tagesmahlzeit: Sülze, Kartoffelbrei, rote Beete, Käsebrot, Bier. Er sitzt aufrecht im Bett, um die Stirn einen weißen Verband. Lächelt, wenn man ihn freundlich anschaut, sagt »ja«, wenn man ihn fragt, ob es schmeckt. Ansonsten kann er nicht sprechen. Er ist beinahe fünfzig, sieht aber viel jünger aus, ein dunkelhaariger, recht ansehnlicher Mann, vollkommen gelähmt, nach einer Gehirntumor-Operation. In der Wunde haben sich jetzt Staphylokokken gebildet, eitrige Flüssigkeit dringt durch den Verband.

Es war vollkommen sinnlos, ihn zu operieren, aber auf der Station erzählt man, daß seine Frau darauf bestanden habe. Sie kommt fast täglich und hilft beim Füttern und bei vielen kleinen Handreichungen. Olles Leben wird aber nie mehr anders werden. Es gibt keine Besserung für ihn, aber weder er noch seine Frau begreifen es.

Lasso aus Estland bekommt von einem Arbeitskameraden Besuch. Der Mann bringt rote Tulpen mit. Kontakt mit Lasso gibt es nicht, er kann nicht reden und sich nicht einen Millimeter bewegen seit seiner Gehirnblutung. Keinerlei Besserung, trotz einiger Monate Krankenhausaufenthalt. Die spastischen Zukkungen in Händen und Armen sind nicht besser geworden. Sein Gesicht ist unbewegt, der Mund ein wenig schief. Nur die schönen grünbraunen Augen leuchten noch und zeigen Leben. Manchmal blickt er mich intensiv an, aber ich weiß ja nicht, was er will, und bin sehr traurig darüber.

Er ist fünfundfünfzig Jahre alt, schlank und gut gewachsen. Seine bewundernswerte Frau kommt jeden Tag, sitzt stundenlang bei ihm, reicht ihm das Essen, hält seine Hand, fährt ihn im Rollstuhl durch die Korridore. Sie weint, wenn sie von dem unfaßbaren Unglück erzählt. Er wollte ihr eines Tages beim Staubsaugen helfen. Und plötzlich lag er flach auf dem Boden. »Wir waren so glücklich«, sagt sie.

Schwester Anna kommt zu mir: Ich werde zur Personalchefin gerufen. Ob ich die Verfasserin mehrerer Artikel über Tod und Sterben bin, will man wissen. Eine Krankenschwester von einer

anderen Station habe mich erkannt. Ich hatte einen Artikel in der *Jahres-Rundschau* über einen im Sterben liegenden Krebspatienten geschrieben und hatte dazu Interviews mit Ärzten gebracht. Ob ich das gewesen sei? – Ja, das kann ich nicht abstreiten. Wir sprechen dann ganz offen über diese Fragen, ich habe nichts zu verschweigen.
»Werden Sie auch über unsere Pflegeanstalt schreiben?« – Ja, ich will über die Station für Dauerpflegefälle berichten, antworte ich. Dann darf ich gehen. Man hat nichts dagegen einzuwenden, daß ich über den Tod und die Dauerpflegefälle schreiben. Vielleicht findet man sogar, daß es gut und richtig ist.
Ich gehe hinunter in meine Abteilung, kleide mich um und versuche, meinen Bus zu erreichen. Es regnet, das Leben erscheint mir trostlos, widerwärtig. Schwer wie ein Sack falle ich auf meinen Sitzplatz. Wie wenig kann man für die leidende Menschheit tun.

30. März. Als ich zu Professor A. ins Zimmer komme, ist seine Frau bei ihm zu Besuch. Sie liest ihm Gedichte vor. Er sitzt auf der Bettkante, in Hemd und Morgenrock. Ich bin fassungslos, hätte nicht gedacht, daß er sich aufsetzen kann.
Seine Augen leuchten. Auf dem Fensterbrett stehen in einem Trinkglas Schneeglöckchen. Professor A. hat die Parkinsonsche Krankheit und hat auch eine Gehirnoperation durchgemacht. Er lag alle Tage in seinem Gitterbett, schlug um sich und stöhnte. Als ich ihn zum erstenmal sah, wie er dalag oder herumkroch und um sich schlug, sein Körper nur noch Haut und Knochen, war ich wie gelähmt vor Entsetzen. Er glich nicht mehr einem Menschen, eher einem eingesperrten Tier.
Nun sitzt er in seinem Bett, seiner Frau gegenüber. Sie lächelt mir zu und sagt: »Er ist so glücklich, wenn ich ihm Gedichte vorlese.«
Am späteren Nachmittag werde ich Kim zugeteilt, als Hilfe beim Baden der Patienten. Heute kommen die Frauen an die Reihe. Sie werden auf ihren Betten ins Bad gerollt. Eine große Gummidecke, die an einem mächtigen Hebekran festgemacht ist, wird ihnen untergeschoben; so werden sie zu den Bade- und Duschbecken gehoben, eingeseift und mit warmem Wasser abgeduscht, dann zurückgehoben und in warme Handtücher gewickelt.
Ich, die höchstens hier und da in der Sauna einen unschönen

Körper sah, muß nun so viele furchtbar entstellte Körper anschauen.
Die alten Menschen genießen das warme Wasser und werden gesprächiger, sofern sie überhaupt reden können. Aber schon die Gesichtszüge werden weicher, sie lächeln, auch solche, die immer nur verbittert sind. Kim ist ein lieber, guter Mensch, spontan, herzlich, blond und süß, ein wenig rundlich. Wenn sie die Runde macht, vergißt sie nie, die alten Frauen auch einmal herzlich zu umarmen.
Die kleine Frau Lindström – die immer wieder beteuert, daß sie sterben möchte – erzählt mir, daß sie schon acht Jahre lang auf der Pflegestation liege. Sie war früher die Frau eines Fischers, sagt sie und spricht in abgehackten Sätzen. »Jetzt müßt ihr mich gehen lassen.« Sie will sterben, bestätigt Kim. »Aber man muß ausharren, so ist es bestimmt.« sagt die kleine alte Frau Lindström traurig. Ihr Gesicht ist tief zerfurcht von Falten.
Die Wagen mit dem Essen kommen. Ich soll Siv, die MS-Patientin, füttern. Zuerst muß sie in halbsitzende Stellung gebracht werden, dabei brauche ich Hilfe. Gewiß, sie ist so leicht wie eine Feder, aber auch so dünn und zerbrechlich, daß ich es beinahe nicht wage, sie anzufassen. Heute gibt es dicke Fleischsoße. Siv bekommt immer feinzerteilte oder passierte Speisen, sie hat so starke Schluckbeschwerden. Alles schmeckt hier gleich, sagt sie und lächelt. Sie spricht sehr undeutlich, aber wir beide, sie und ich, können uns doch unterhalten. Sie bemüht sich, von ihren drei lieben blonden Töchtern zu erzählen; die Fotografien stehen eingerahmt auf einem Wandbrett. Die älteste ist zwanzig. Manchmal wird sie über das Wochenende zu den Töchtern nach Hause geholt. Sie sind alle so wunderbar, so tüchtig.
Jetzt leuchtet die Lampe bei Zimmer 16 auf. Es ist Karina, die Polio- und MS-Patientin, sie hat ein Einzelzimmer. Karina ist hundertprozentig Invalide und verbringt ihre Tage flach auf dem Rücken liegend. Sie kann nicht sprechen. Wenn man sich ganz dicht zu ihrem Mund hinunterbeugt, kann man – vielleicht – einige der mühsam hervorgegurgelten Worte verstehen. Aber ihre schönen, dunklen Augen leuchten. »Wie heißt du?« flüstert sie. Sie sagt ein Wort nach dem anderen, bis ich schließlich verstehe. Auf ihrem Nachttischchen steht ein Foto: ein Mann in einem Rollstuhl. »Wer ist der gutaussehende Mann?« frage ich. »Mein Verlobter«, gibt sie flüsternd zur Antwort.
In ihrer absoluten Einsamkeit hört Karina den ganzen Tag

Radio. Sie hat ein Spezialradio mit einem Mundstück, kann also mit Hilfe ihres Mundes den Apparat anstellen und abschalten. Das ist ihr Leben, nur einige Male am Tag unterbrochen, wenn sie gewaschen, umgebettet und gefüttert wird.

Schon früh, als Mädchen, bekam sie Kinderlähmung, trotzdem schaffte sie ein Universitätsstudium mit Abschluß in Philosophie und Mathematik. Als sie dann noch von Multipler Sklerose befallen wurde, mußte sie alle Studien und ebenso ihre Berufsarbeit aufgeben. Seit zehn Jahren ist sie bettlägerig. Sie ist noch jung, fünfunddreißig Jahre, Karina hat noch Lebenslust in sich, sagen sie auf der Station. Ich kann es kaum fassen. Ihr Leben ist noch immer »reich«, sagen sie.

Hildur, eine kleine, alte Frau mit lederartiger, ausgedörrter Haut, ist den ganzen Tag mit Kot beschmutzt herumgelaufen. Niemand hat es bemerkt, bis endlich die Zimmermitbewohnerin Lärm geschlagen hat. »Es rinnt ja schon an ihren Strümpfen herunter.« Ich nehme mir die alte Frau vor, und tatsächlich, die Beine, das Gesäß, der Bauch – alles ist verschmiert und beschmutzt mit festgetrocknetem Kot. Auch die Pantoffeln sind voll davon, sie müssen weggeworfen werden. Der Mann soll ihr neue kaufen, bestimmen wir.

Die arme Hildur ist beinahe neunzig Jahre alt und hat große Wülste und Knoten an den Füßen und grauenhaft rissige und brüchige Nägel. Jetzt, da ich sie wasche, sehe ich es. Sie muß ja lange Jahre ungewöhnliche Schmerzen ertragen haben, bis ihre Füße so verunstaltet wurden.

Im Korridor begegne ich Gunhild, sie kommt in ihrem Rollstuhl angefahren. Ich sehe sie zum erstenmal außerhalb des Bettes. Heute hat sie die beiden Prothesen angelegt und findet, es gehe ihr ganz gut.

1. April. Frühdienst. Nachdem wir alle an der Frühbesprechung teilgenommen haben, eilen wir wie immer in die Säle, um die Patienten mit einem munteren »Guten Morgen« und »Wie geht es denn heute?« zu wecken. Allerdings: ich kann mich zu dieser Phrase nicht überwinden, ich finde diese Rederei beinahe unanständig. Ich habe die feste Überzeugung, daß Kranke und Sterbende einem neuen Morgen nur mit großer Angst und schweren Sorgen entgegensehen.

Während ich Olle mit Kaffee, Käsebroten und Ei füttere, stinkt es um ihn herum nach Urin. Der Katheder muß die ganze Nacht getropft haben. Ich versuche, den Atem anzuhalten. Manchmal

muß ich mir einen Mundschutz anlegen, die einzige Hilfe gegen diesen gräßlichen, ekelerregenden Geruch.
Auch Sundström muß gefüttert werden. Er sieht heute elend aus, seit der letzten Gehirnblutung ist er arg zusammengefallen. Die Lähmungserscheinungen werden immer stärker, sein Sprechvermögen immer schwächer, jetzt kann er nicht einmal mehr »Ja, ja« sagen. Über seinen Zügen liegt neuerdings ein verzweifelter Ausdruck, als wolle er die ganze Zeit um etwas bitten. Sie erzählen, daß er noch ganz sicher und selbständig gehen konnte, als er vor acht Monaten in die Dauerpflegestation kam. Jetzt kann er kaum mehr im Rollstuhl sitzen.
Aber er muß das Blasentraining durchhalten. Das Ventil am Katheder soll heute alle drei Stunden geöffnet werden, sagt die Schwesternhelferin. Länger hält er es nicht aus, dieses Training verursacht ihm arge Schmerzen. Warum soll er überhaupt trainieren? Was soll das nützen? Bedeutet doch nur zusätzliche Schmerzen für ihn, zu allem, was er zu ertragen hat.
Schmerzen zu haben scheint aber auf der Sation für Dauerpflegefälle nichts zu bedeuten. Alle haben ja Schmerzen, das ist ganz natürlich, alle leiden, haben Beschwerden. Diese Qualen zu lindern, zumindest den Versuch zu machen, scheint auch nicht wichtig zu sein.
Heute früh sagte Stationsschwester Anna bei der Besprechung: »Ihr müßt vorsichtiger sein, wenn ihr den Urinbehälter festklemmt. Eine von euch ist bei 15 auf Zimmer 1 zu hart rangegangen, der Penis war heute früh geschwollen und ganz blau. Das tut furchtbar weh, versteht ihr, und es kann gefährlich werden.«
Leicht ist es nicht, diesen Urinbehälter festzumachen. Nach der Vorschrift muß man mit Handschuhen arbeiten, dadurch wird es noch schwerer. Der Penis dieser armen, alten Männer ist klein und kraftlos. Je länger sie bettlägerig sind, desto weniger ist vorhanden, woran man etwas festmachen kann. Natürlich ist es einfacher, wenn sie den Katheder bekommen, dann braucht man auch nicht morgens und abends den Urinsack auszuwechseln. Die alten Männer liegen in ihren Betten ständig in einer Dunstwolke von Gestank. Es ist auch unmöglich, allen Urin, der ständig rinnt, ordentlich abzuwaschen. Der Geruch bleibt und wird noch ekliger durch die abscheuliche desinfizierende Seifenlösung.
Bei der heutigen Frühbesprechung ermahnte uns Schwester Anna, die Anschläge am schwarzen Brett genauer zu lesen.

Dort stünden die Namen der drei Patienten, deren Wunden von Staphylokokken vereitert sind, die Erreger der gefürchteten »Krankenhaus-Krankheit«.
Die Schwester sagte: »Ihr müßt sehr vorsichtig sein, versteht ihr? Wascht euch sorgfältig, tragt Handschuhe, Mundschutz und Schutzmäntel, wenn ihr zu ihnen ins Zimmer geht.« Was aber soll dies alles eigentlich nützen, fragte ich mich. Alle drei sitzen sie ja auch draußen im Rauchzimmer, kommen dabei die ganze Zeit ohne Vorsichtsmaßnahmen mit dem Personal in Berührung und mit anderen Patienten, die auch rauchen wollen.
Diese kranken Patienten zu isolieren sei nicht denkbar, befindet man. Sie würden zu sehr darunter leiden.
Ich werde beauftragt, Karina zu waschen, die MS- und Polio-Patientin. »Sei dir klar darüber, sie nimmt ihre Morgentoilette sehr genau«, warnen mich die anderen Schwestern. Karina ist heute sehr fröhlich, sie bekommt Urlaub und darf ihren Verlobten besuchen. Ich wasche sie am ganzen Körper, besonders auch unter den Armen, pflege diesen von Siechtum entstellten Körper, nehme ein wenig Eau de toilette, ein wenig duftenden Körperpuder. Es liegt ihr sehr viel an einem gepflegten Äußeren. Dann müssen wir das Nachthemd auswählen. Sie hat den Schrank voll mit schöner, feiner Leinenwäsche, rosa, weiß, grun und geblümt. Wir überlegen lange, das ist wichtig, und entscheiden uns dann für ein türkisgrünes Nachtgewand, es ist lang und weit und besteht aus mehreren Lagen Tüll.
Das letztemal ging es nicht gut mit Karinas Urlaub. Sie bekam furchtbare Schmerzen in den Kaumuskeln, konnte nicht mehr schlucken, und ihr Verlobter konnte sie nicht mehr pflegen. Also mußte der Besuch sehr plötzlich abgebrochen und Karina wieder in die Pflegestation gebracht werden.
Dann ist Zimmer 6 an der Reihe, Gunilla, die Krebskranke, liegt dort im Einzelzimmer. Sie erzählt von ihrer Leidenszeit. In einer Spezialklinik wurde sie mit Radium bestrahlt, nicht nur die Magenpartie, auch der Rücken und der ganze Körper. Nun wiegt sie nur noch vierzig Kilo und hat seit zwölf Jahren ständig Diarrhöe. Gegen die Magenschmerzen bekommt sie alle drei Stunden eine Spritze.
Sie ist unvorstellbar mager, nur Haut und Knochen. Während ich sie wasche, sammelt sich das Wasser in den Einbuchtungen ihres Leibes neben den zwei ausgeprägten Schaufelknochen des Beckens wie in tiefen Löchern. Nicht ein Gramm Fett in ihrem

Körperhautgewebe, kein Haar mehr auf dem einem Vogelschädel gleichenden kleinen Kopf. Nur noch ein kleiner Haufen Knochen ist sie, in dem die Krankheit vernichtend tobt, das Leben aber noch dagegen ankämpft – immer noch.
Bei ihrem Anblick durchzuckt mich einen Herzschlag lang Schrecken – sie erinnert mich an all die Bilder, die ich von Konzentrationslager-Häftlingen gesehen habe: Skelette mit großen, schwarzen Augen. Arme Gunilla, sie ist schon zum Tode verurteilt, aber sie gehört zu jenen Krebskranken, die sich nicht zu ihrer Krankheit bekennen wollen. Viele sagen: »Ich kann nicht verstehen, warum ich solche Schmerzen habe, warum sie nie aufhören, warum ich so abmagere, warum ich Blut im Urin habe.« Alles deutet auf Krebs, sie haben auch schon Bestrahlungen bekommen, sie wissen es, aber sie wollen es nicht wissen. Sie empören sich, weil man ihnen nicht helfen kann. Sie sagen: »Warum tut niemand etwas für mich? Die Ärzte unternehmen nichts, und hier in der Klinik verstehen sie nichts davon.«
Spät am Nachmittag blinkt das Lämpchen über ihrer Zimmertür noch einmal auf, und ich gehe zu ihr. Sie sitzt in ihrem Bett und weint hemmungslos. Sie hat ihre schöne blaue Seidenbluse an, einen eleganten Rock und einen bunten Seidenschal in feinen Farben, Ton in Ton zu Bluse und Rock. Um den Hals eine silberne Kette mit einem schweren, grünblauen Stein. Sogar ein wenig Make-up, Lippenstift und Wimperntusche. Feiner Parfumduft hängt im Raum.
Aber sie weint, verzweifelt und laut. Ihr Gesicht ist gerötet, am Hals zeichnen sich rote Striemen ab. Sie reißt sich die große braungelockte Perücke vom Kopf, schleudert sie in heller Verzweiflung auf den Fußboden. Sie weint: »Ich muß sofort meine Spritze kriegen, ich habe solche Schmerzen, ich habe so furchtbare Schmerzen – ich muß sie kriegen!«
Ich renne zur Stationsschwester. Nein, noch ist die Zeit nicht gegeben. Sie muß Geduld haben. Aber ich gebe nicht nach, bestehe darauf: Sie ist ja so verzweifelt, sie hat so arge Schmerzen.
Empörung und Zorn steigen in mir auf. Das ist ja unmenschlich! Nicht eine Sekunde länger will ich in diesem Schlachthaus bleiben, bei diesen Torturen mitmachen.
Und es müssen mir ein paar deutliche Worte über die Lippen gekommen sein, denn die Schwester geht mit mir zu Gunilla, beugt sich über sie und sagt teilnahmsvoll: »Du Arme, hast du

so arge Schmerzen! Aber du weißt doch, erst vor eineinhalb Stunden hast du eine Spritze bekommen. Kannst du wirklich nicht mehr warten?«
»Nein, nein, nein«, weint Gunilla. Sie bekommt ihre Spritze. Aber es dauert lange, bis sie ihre Verzweiflung überwindet, ihre Tränen versiegen, der schmerzzerquälte Magen sich beruhigt. Sie sagt, wie dankbar sie für meine Hilfe sei. Und ich ermutige sie, sich durchzusetzen, sie hat ein Recht darauf, unbegrenzt wirksame Schmerzlinderung zu verlangen. Aber so ist es doch immer, klagt Gunilla. Wenn sie vor Schmerzen schon weinen muß und um eine Spritze bittet, kommen sie herein, stellen sich neben ihr Bett und sagen, daß es noch nicht so weit sei und ob sie nicht noch eine halbe Stunde durchhalten könne.
Sie begreifen nicht einmal, was echte Schmerzlinderung bedeutet, denke ich voll Empörung. Das Wichtigste ist doch, Morphium zu verabreichen, *bevor* die Schmerzen wieder einsetzen, *bevor* die Wirkung einer früheren Spritze nachläßt.

2. April. 14 Uhr. Während der vergangenen Nacht und an diesem Vormittag ist viel geschehen. Edvard E. bekam schon um fünf Uhr morgens eine Bluttransfusion, aber er bekam falsches Blut, reagierte krankhaft und heftig, der Oberarzt mußte hinzugezogen werden. Edvard hat Prostata-Krebs und hat in der letzten Zeit viel Blut verloren. Er ist sehr schwach, aufgeregt und verzweifelt und flucht über die Nachlässigkeit dieser verdammten Anstalt. An einem Bein eitert eine Wunde, und er hat Fieber. Auch nur die Schuld des Hauses. Ob er eigentlich weiß, daß er Prostata-Krebs hat? Will er nicht begreifen? Was geht in seinem Körper vor? Warum kann er nicht gesund werden? »Nein, hier können sie nichts, hier ist alles sinnlos«, behauptet er. Weiß im Gesicht, unrasiert, den Kathederschlauch und die Urinflasche aus dem Nachthemd heraushängend, so sitzt er in seinem Rollstuhl und sieht krank und verzweifelt aus.
Pettersson ist aus der Klinik zurückgekommen. Nun haben sie ihm auch das zweite Bein abgenommen, es war schon von kaltem Brand befallen, das halbe Bein war kohlschwarz. Es konnte nicht mehr gerettet werden – nun hat er gar kein Bein mehr, nur noch zwei Stümpfe. Pettersson ist ein stattlicher Mann. Er gleicht einem Indianer mit seiner braunen Hautfarbe und dem schönen, wie gemeißelten Profil. Er muß wohl noch lange Tage zu Bett liegen, bis er es wieder erträgt, im Rollstuhl

zu sitzen. Später will man ihm zwei Prothesen anpassen. Er ist ja noch jung, erst sechzig, das Leben kann noch lange dauern. »Wie geht es?« frage ich ihn. »Man muß sich damit abfinden«, antwortet er. »Gut, daß sie das Bein abgenommen haben, die Schmerzen waren höllisch. Sie hätten es schon früher tun sollen.« Hilflos liegt er in seinem Bett, wie ein großes Insekt, dem mit grausamer Hand alle Beine ausgerissen wurden.

3. April. Olle K., dem man nach einer Tumoroperation einen Shunt ins Gehirn eingesetzt hat (eine Art Ventil zum Liquorabfluß), wurde wieder in die Klinik gebracht. Nun zeigen sich Schwierigkeiten, ununterbrochen rinnt Eiter. Es heißt, man müßte ihn wieder herausnehmen. Vermutlich hat er Staphylokokken bekommen.
Hildur, die verschrumpfte Neunzigjährige, hat in der Nacht Blut erbrochen und mußte ins Krankenhaus gebracht werden. Perforiertes Magengeschwür, lautet die Diagnose. Die magere, alte Frau mit der vertrockneten Lederhaut, die nicht stillsitzen konnte, ist von Magenschmerzen und Diarrhöe sicher schon lange geplagt worden. Wie soll es weitergehen, frage ich. Vermutlich Operation, sagen die Schwestern, und wenn es nicht mehr gelingt, muß sie mit der Sonde ernährt werden. Wo ist da ein Sinn? Sie ist schon so alt. Warum läßt man sie nicht sterben? Niemand kann diese Frage beantworten.
Sie haben vergessen, Signe zu versorgen. Signe ist schwer asthmaleidend, aber sie vergaßen, ihr die Spritze zur rechten Zeit zu geben, sie erlitt einen furchtbaren Anfall. Lag danach wie eine Tote auf ihrem Bett. Ich fragte sie, wie es zugegangen sei, erfuhr, daß sie die Spritze erst um 17.40 Uhr bekommen habe, sie aber um 16 Uhr hätte haben müssen. Gewiß, das ist eine grobe Unterlassung gewesen, aber wie sollte man so etwas verhindern können? Hier gibt es zu viele Unglückliche, die Hilfe brauchen, ständig, jeden Augenblick.
Ich gehe zu Professor A. ins Zimmer. Er stöhnt und schlägt mit den Füßen um sich, er kneift die Augen zusammen, als empfinde er Schmerzen. Dann liegt er wie ein O, die Füße neben seinem Kopf. Manchmal »klettert« er an der Wand, über das Gitter des Bettes hinaus bis zur Bettlampe. Man hat heute vergessen, sein Gitterbett zu schließen, und wir Schwesternhelferinnen kommen nicht so oft in die Zimmer, daß alle Mißstände behoben werden könnten.
Heute wird im Tagesraum musiziert. Ein hübsches, blondes

Mädchen singt zur Klavierbegleitung. Ich muß ein wenig zuhören, die wunderbare Vertonung von Bo Bergmanns Liebesgedicht »Wenn du über die Wiesen gehst...« klingt unwirklich schön, gerade in diesem Milieu. Die Alten lauschen in ihren Rollstühlen – Erinnerungen werden wohl wach, wenn sie sich die Fähigkeit des Erinnerns erhalten haben.
Ich bin dankbar, daß ich heute nicht auf der Männerstation arbeiten muß. Dort hatten sie den sogenannten »Laxativ-Tag«, auch »großer Scheiß-Tag« genannt. Alle bekommen Abführpillen und müssen den ganzen Tag im Bett liegen. Ein äußerst anstrengender und unangenehmer Tag, so wird es erzählt, denn es muß ja die ganze Zeit abgewischt, gewaschen, Körper- und Bettwäsche gewechselt werden. An diesem Tag lassen die Kranken alles unter sich.
Die alten Mägen funktionieren eben nicht mehr. Ich finde, sie bekommen viel zuviel zu essen. Auch ungeeignete Speisen essen sie fast den ganzen Tag. Eine gewisse Diätkost wäre am Platze, wäre nur natürlich, bei solchen alten bettlägerigen, kranken oder sterbenden Menschen auf alle Fälle besser als diese Mengen von Nahrung, die man in sie hineinstopft.

4. April. Grobarbeit bei Algot und Pettersson. Es ist Schwerarbeit, diese Männer zu betreuen, beide haben Übergewicht, dazu sind sie gelähmt und amputiert. Algot ergeht sich wie immer in dreckigen Redensarten, während ich mich bemühe, den großen Haufen unter ihm herauszuputzen und ihn zu waschen. »Ja, wasch nur schön den Schwanz und wisch mir auch ordentlich das Arschloch aus...« – er kann kein Ende finden.
Pettersson soll gewaschen und rasiert werden. Die Stiche an dem frischamputierten Bein leuchten rot. Das ganze Bett ist voll und durchnäßt, alles muß gewechselt werden. Seit das zweite Bein amputiert wurde, ist es, als hätte er keinerlei Empfindungen mehr, keine Kontrolle über Stuhlgang und Wasserlassen.
Algot schreit laut aus seinem Zimmer: »Komm her, komm her... zum Teufel!« Nur widerwillig gehe ich hin; er hat wieder einen Haufen unter sich gelassen. Ich muß Hilfe holen, ich schaffe es nicht allein, sein Bett sauber zu machen.
Die 95jährige Selma murmelt ununterbrochen vor sich hin und fuchtelt mit den Armen, als wir zu ihr kommen und sie füttern wollen. Unvorstellbar abgemagert, winzig klein, zahnlos, so liegt sie offensichtlich im Sterben. Sie lallt sinnloses Zeug vor sich hin. Versteht sie uns noch? Will sie etwas? Empfindet sie

noch etwas? Eine Stationshilfe will ihr den Brei hineinzwingen, aber die Alte hat noch Kräfte, sie schlägt abwehrend mit den Armen aus, sie will diesen Mehlbrei in der Schnabeltasse nicht, das gibt sie deutlich zu verstehen. Sie will in Ruhe gelassen werden. »Trink doch, Selma«, bemüht sich die achtzehnjährige Stationshelferin, ein liebes Mädchen, Gymnasiastin, die Samstag-Sonntag-Dienst übernommen hat, um ihr Taschengeld aufzubessern. »Trink doch, sonst müssen wir dir den Schlauch ansetzen.«
»Willst du sie denn wirklich zwingen?« frage ich sie. »Und warum nicht einfach klares Wasser, wenn sie etwas trinken soll?« – »Sie muß unbedingt etwas trinken, sonst trocknet sie aus.« – »Aber bist du tatsächlich der Ansicht, daß man eine alte, sterbende Frau von fünfundneunzig Jahren noch mit der Sonde ernähren soll? Ist es nicht besser, wenn dieser müde, alte Mensch freiwillig die Nahrungsaufnahme verweigert, freiwillig aufhört, Flüssigkeit zu sich zu nehmen? Ist es denn falsch, wenn sie ›austrocknet‹? Ist es nicht vielmehr natürlich?«
Die junge Helferin sieht mich an, als sei ich verrückt geworden. Für sie ist klar, daß die alte Frau trinken muß. Will sie nicht, dann kommt der Schlauch. So ist es eben, so hat sie es gelernt, und daran gibt es nichts zu rütteln.
Ich muß an einen Arzt denken, der einmal zu mir sagte: »Es ist gar nicht nötig, den alten Patienten Tropfinfusionen zu geben. Besser gibt man ihnen Morphium, dann empfinden sie keinen Durst mehr.« Das routinemäßige Ansetzen von Tropfinfusionen bei alten, schwerkranken und sterbenden Menschen ist nicht nur sinnlos, es ist einfach inhuman.

5. *April.* Todmüde. Mein Dienst geht heute von 7 bis 16.30 Uhr. Mittagspause eine Stunde.
Ich werde zur Station 1 gerufen. Alle rennen aufgeregt hin und her. Was ist passiert? Ein Mann, schwer krebskrank, ist plötzlich in seinem Zimmer gestorben. Seit vierundzwanzig Stunden war er schon bewußtlos. Der Sohn und die Schwiegertochter wurden gerufen, sie stehen jetzt schweigend an der Zimmertüre, wirken nicht sehr erschüttert – das Pflegepersonal ist beinahe erleichtert. Endlich wieder einmal ein armer Teufel, der »gehen durfte«.
Gerade gestern abend sprachen wir viel über den Tod, als wir im Schwesternzimmer beim Kaffee zusammensaßen. Karin und Kim waren sich darüber einig, daß es Wahnsinn sei, Jahr um

Jahr schwer krank, unheilbar krank, liegen zu müssen. Keine von ihnen will später einmal auf der Dauerpflegestation landen. Sie haben zehn Jahre lang auf dieser Station gearbeitet und genug gesehen, dieses Risiko wollen sie nicht eingehen. Aber wie kann man diesem Schicksal entrinnen?
Selma liegt in einem Untersuchungszimmer. Was ist geschehen? Sie wird wohl sterben, sagt Schwester Bodil. Sie habe in den frühen Morgenstunden starken Schüttelfrost bekommen und babbelte seitdem noch mehr unverständliches Zeug. Man legte sie ins Untersuchungszimmer und gab Sauerstoff. Ich öffne die Türe einen Spaltbreit: Der Sauerstoffapparat läuft, der Schlauch ist an ihrer Nase befestigt. Ihr Mund steht weit offen, sie atmet laut. Eine Viertelstunde später schaue ich wieder nach ihr. Der Apparat läuft und braust, aber Selma ist still. Sie ist tot. Niemand hielt in den letzten Minuten ihre Hand. Auch ich nicht.
Ich sehe sie an, dann schließe ich die Tür. Wie sonderbar unbedeutend, wie klein wird der Tod auf der Dauerpflegestation, muß ich denken. Die alten Menschen haben hier schon monate- und jahrelang als lebendige Tote gelegen. Wann ist ein Mensch eigentlich tot? Wann liegt er im Sterben? In den Sekunden, ehe das Herz aufhört zu schlagen, wenn er den »Geist aufgibt«, oder schon während der Monate und Jahre, die er mehr oder weniger bewußtlos und gelähmt ertragen muß?
Der Tod auf einer Pflegestation ist banal und unwichtig. Ist er eingetreten, wird es nur notiert. Der Prozeß des Sterbens war schon viel zu lange und quälend. Viel zu hoffnungslos, für den, der Zeuge ist.
Man geht mit dem Tod in den Pflegeanstalten lässig um. Und die Gefahr besteht, daß der Tod schließlich als eine »Sache« betrachtet wird. Ja, diese kleine alte Frau Selma ist gewiß nichts anderes als ein Überbleibsel, ein bißchen Staub, den man mit der Handschaufel aufnehmen und mit anderem Abfall in die Mülltonne werfen könnte. So muß ich denken, und über meinen eigenen Gedanken erschauere ich.

6. April. Ich bin heute auf der Männerstation eingeteilt. Bei Algot liegt wieder ein Riesenhaufen im Bett, heute direkt auf dem Durchzuglaken, da man vergessen hat, ihm Zellstoffwindeln unterzulegen. Wie gewöhnlich schreit er »Hör du, komm her!«, aber heute weigere ich mich, ihn allein zu übernehmen, ich bin müde, und er ist zu schwer und zu schwierig in seiner

Art. Ich habe keine Lust, die ordinären Späße über den Schwanz und den Sack und den Bumser mit anzuhören. Ich bitte Svenne um Hilfe, er ist der einzige Pfleger auf der Station, und er ist jung und kräftig.

Von Algots Bett geht ein schauerlicher Gestank aus. Aber Svenne schnappt das Laken mit geübtem Griff, trägt es in den Waschraum, läßt das ärgste in die Spülung fallen, wohin man auch die Schüsseln und Urinbehälter leert. Danach legt er es zur großen Wäsche. Algot ist furchtbar beschmutzt.

Lindström ist heute im Bett geblieben. Man hat ihn mit seiner Schnabeltasse voll Kaffee allein gelassen, und natürlich hat er alles verschüttet, dazu auch noch ins Bett gemacht. In der letzten Zeit ist sein Zustand viel schlechter geworden, vielleicht hat er wieder eine Gehirnblutung bekommen. Seine Arme und Hände sind kraftlos und unbeweglich, er kann nicht einmal auf seine Bettglocke drücken. Alles hat sich für ihn verschlechtert. Er sieht ganz verzweifelt aus in seinem bekleckerten Nachthemd. Es muß ein furchtbarer Zustand sein, ständig etwas zu wünschen, zu wollen, zu empfinden – und es nicht ausdrücken zu können. Niemand hört und versteht seine Hilferufe. Das ist wohl die tiefste Qual und Erniedrigung des Menschen: an Körper und Seele gefesselt zu sein, ohne Hoffnung auf Freiheit.

In Johans Zimmer gibt es Streit. Johan will sich nicht waschen lassen, will sich absolut nicht waschen, nicht auf die Seite drehen lassen, nicht seine Beine ausstrecken, die er den ganzen Tag gegen das Kinn gezogen hat, wenn er vor sich hindämmert. Plötzlich brüllt der Pfleger Svenne ihn an. »Streckst du jetzt die Beine aus, verdammter Kerl!« Dann packt Svenne den Alten hart und grob an, es sieht abscheulich aus. »Du tust jetzt, was ich sage«, brüllt er mit böser Stimme, »du weißt, was geschieht, wenn ich Ernst mache!« Johan, der noch immer kraftlos in seinem Bett liegt, widersetzt sich plötzlich, versucht sich zu verteidigen und streckt Svenne die Zunge heraus. »Nimm dich in acht«, brüllt Svenne, »daß ich dich nicht erwische!«

Soll ich nun schweigen oder soll ich mich einmischen, überlege ich blitzschnell. Und sage: »Hör sofort auf, das rate *ich* dir.« Gespannte Stimmung; Svenne schweigt. War das Mißhandlung, was ich mitangesehen habe? Muß ich es der Schwester melden, oder soll ich schweigen? Ich berichte Schwester Bodil diesen Vorfall. Sie sagt, über den Pfleger Svenne seien noch nie Klagen laut geworden.

Trotzdem werden Übergriffe alten Menschen gegenüber in verschiedenen Formen vorkommen, überlege ich. Die alten elenden und kranken Menschen sind oft unangenehm, oft bösartig, und sie provozieren die jungen, gesunden und starken. Es ist nicht leicht, als junger Mensch nur bei Kranken zu arbeiten, nur mit Verfall und Tod konfrontiert zu sein.
Während der Heimfahrt grüble ich über das Erlebte in dieser absurden Einrichtung einer Dauerpflegestation nach. Ich muß an den Fünfundneunzigjährigen denken in Abteilung 3, zu dem ich an einem frühen Morgen ins Zimmer kam. Ich sollte ihn wecken, denn der Kaffee würde bald serviert, aber er wollte sich nicht aufsetzen; er weigerte sich. »Ich will keinen Kaffee, ich will in Ruhe gelassen werden.«
Und diese Haltung scheint für die Angestellten nicht akzeptabel zu sein. Wollen sie wirklich in Ruhe gelassen werden? Man kann es nicht glauben, daß sie sich nicht aufsetzen, Kaffee trinken, Butterbrot und Ei essen wollen. – Aber sollte es nicht als ganz natürlich angesehen werden, daß man ungestört, mit dem Gesicht zur Wand gedreht, liegen bleiben und auf den Tod warten will, wenn man fünfundneunzig Jahre alt ist?

9. April. Während der Kaffeepause in der Küche haben wir heute über den Tod gesprochen. Wir saßen alle beieinander, etwa zwölf Diensttuende, und aßen Torte, die eine Patientin uns spendiert hatte. Wir redeten über Tod und Selbstmord. Ein paar Schwestern erzählten von Fällen, die sich hier auf der Station abgespielt hatten. Einmal erschoß sich ein Mann im Untersuchungszimmer, gleich neben dem Schwesternzimmer. Zuerst wollte er telefonieren, dann hörte man einen Schuß. Ein anderer versuchte vom Balkon hinunterzuspringen. Mehrere Patienten haben versucht, sich ins Treppenhaus zu stürzen. Warum? Nun, die Menschen bringen nicht die Kraft auf, mit ihrer Krankheit zu leben, ihre Altersbeschwerden und Schmerzen ganz ohne Hoffnung auf Besserung zu ertragen. Ja, sie wollen wirklich sterben, sagte eine Schwesternhelferin.
Jetzt kann man in diesen Abteilungen die Fenster nicht mehr öffnen. Die Menschen könnten sich aus den Fenstern stürzen. Heute reden sie alle ganz offen über die Todesfrage, ob Stationsschwester oder Hilfe. Sie selbst wollen keineswegs bei der Dauerpflege landen, sagen alle. Sie sparen schon jetzt für sich selbst Tabletten, um später, wenn es nötig sein sollte, davon Gebrauch machen zu können. Schwester Bodil ist der Ansicht,

man sollte nicht älter als fünfundsechzig oder siebzig Jahre werden. Sie findet, die mittlere Lebensdauer liege in Schweden zu hoch. Mein Standpunkt ist: Ein alter und sehr kranker Mensch sollte nicht leben müssen, wenn er nicht mehr leben will.
Ich fahre nach Hause. Todmüde. Ich dusche, nehme mir einen Whisky und denke an den Tod. Wann bin ich an der Reihe? Ich denke an das Leben, an das schöne, aufregende, unglaubliche Leben. Mein Leben. Für wie lange? Ich will nicht sterben. Ich will nie sterben. Ich will mein Leben nicht verlieren, wenn es mir auch noch so oft zur Qual wird. Ein absolut unfaßbarer Gedanke: Bald gibt es dich nicht mehr.
Shakespeare sagt, der Mensch werde zuletzt wieder zum Kind, zahnlos und lallend. Ich kann diesem Vergleich nicht ganz zustimmen. Betrachtet die klaren, leuchtenden Augen eines Kindes und den grau-verschleierten Blick eines senilen Greises. Ich kann nicht ohne Erschütterung in die Gesichter der armen alten Menschen schauen, nicht ohne Ekel. Zugleich quält mich starkes Mitgefühl. Ich wünschte, ich könnte etwas für sie tun. Aber ihren unendlichen Bedarf an Trost kann weder Hilfe noch Erfüllung befriedigen.

15. April. In Zimmer 3 liegt Solveig, ihr Schicksal erschüttert mich am meisten. Sie weint, als ich zu ihr ins Zimmer komme, ihre Augen sehen mich flehend an. Sie hat mehrere Magen- und Gallenoperationen durchgemacht, nun aber scheinen alle inneren Organe zu versagen.
»Es muß zu einem Ende kommen«, sagt sie, »ich zittere vor jedem neuen Tag. Wenn es keine Besserung mehr für mich gibt, dann will ich sterben.« Wie gerne würde ich ihr helfen. Ihre Kräfte schwinden immer mehr, bald wird sie nicht mehr sprechen können. »Man hat keinerlei Rechte mehr«, sagt sie, »niemand will hören, was man sagt. Daß man nicht mehr leben will! Wenn es doch ein Sprechzimmer gäbe. Es ist so schwer, hier bei offenen Vorhängen zu reden.« Sie will dem Arzt einmal auseinandersetzen, daß sie sterben will. Aber es ist nicht leicht, niemand hat Zeit, niemand will zuhören. Sie weint. Und dennoch sind ihre braunen Augen noch immer schön, noch geht Leben von ihnen aus.
Ein furchtbarer Tag heute! Ich bin todmüde und traurig. Alles erscheint mir hoffnungslos. Alle sehen kränker aus als sonst. Sie liegen unbeweglich in ihren Betten und starren vor sich hin. Die

Neue in Zimmer 2, Estrid, liegt wie eine Tote da, ihr Schädel ist schon rasiert. Sie hat einen Tumor. Ihr Anblick entsetzt mich. Sie ist eine dicke Frau, völlig gelähmt, alle Gesichtsmuskeln abgestorben, der Mund schlaff, ein Auge geschlossen, bei dem anderen tritt der weiße Augapfel hervor. Sie ist beinahe tot. Aber sie muß essen, und ich, ausgerechnet ich muß sie füttern. Welch widersinniges Tun. Einer Sterbenden Nahrung aufzudrängen. Es grenzt an eine Tortur, es ist erniedrigend, so behandelt zu werden. Ich versuche es mit einem Löffel Rührei und Schinken. Sie kann nicht schlucken, alles rinnt wieder aus ihrem Mund, auch die Milch. Es geht nicht. Sie will wohl auch nicht. Ich hätte auch kein Interesse an Rührei mit scharf gebratenem Schinken, wenn ich im Sterben läge. Vielleicht wünschte ich den frischen Saft und Duft einer Zitronenscheibe an meinen Lippen zu spüren oder die wohltuende Kühlung eines kalten, nassen Tuches gegen meine Stirn.
Eine Schwesternhelferin kommt ins Zimmer und bringt zwei weiße spulenförmige Tabletten, die diese arme Frau schlucken soll. Aber es geht nicht, sie kann ja nicht schlucken, sie ist beinahe bewußtlos, beinahe tot.
Welch ein Inferno ist das hier, muß ich denken. Welch totaler Mangel an Menschlichkeit, Gefühl und Logik.
Während der Kaffeestunde reden wir über Hildur, die neunzigjährige Frau, die man mit perforierten Magengeschwüren in die Klinik geschickt hat. – Ist von der Klinik schon ein Befund gekommen? – Ja. Sie wollen nicht mehr operieren, sie ist zu alt. – Und was geschieht mit ihr? – Sie wird wohl nach einiger Zeit wieder hierher zurückkommen, und wenn sie nicht mehr essen kann, bekommt sie eine Sonde in den Magen. – Also Intensivpflege. Und wie lange? – Das weiß niemand. Bis sie eben stirbt.

16. April. Ein reines Irrenhaus ist das heute. Furchtbare Hetzerei, Streß, Gejagtwerden; die Stationshelferinnen rennen, daß der Boden glühen müßte. Den ganzen Vormittag habe ich umgebettet, Betten, Nachtschränkchen und Bettschüsseln gewaschen. Zuerst sollte ich die Patienten auf der Frauenstation waschen, aber eine Oberschwester, vom Typ Korporal, schrie pausenlos: »Mach das nicht so, mach das anders ...«, bis wir uns in die Haare kamen, was damit endete, daß ich zum Bettenwaschen kommandiert wurde.
Nein, heute geht alles schief. Jeder ärgert sich über jeden.

Gunilla mußte zweimal weinend nach ihrer Spritze schreien. Arme, arme kleine Gunilla, am ganzen Körper von Krebs befallen und mager wie ein gerupftes Huhn. Wenn sie weint, sind ihr Gesicht, der Hals und die Brust wie von roten Flammen überzogen. Es ist nicht auszudenken, daß man betteln und bitten und weinen muß, um eine Spritze zu bekommen. Welche Erniedrigung, welch sinnloser Terror. »Du Arme«, sage ich zu ihr. Aber sie soll sich nicht damit abfinden, fordere ich sie auf. Sie hat ein Recht, gegen die Schmerzen eine Spritze zu bekommen. Sie darf nicht resignieren. Und Gunilla bekommt ihre Spritze, nachdem ich draußen gründlich meine Meinung gesagt habe. Was aber denkt man sich? Kann eine edle Absicht hinter einem Prinzip stehen, das die Menschen zum Leiden zwingt? Wieder empfinde ich Verachtung, Ekel und Trotz.

Eine halbe Stunde später sehe ich nach der nächsten unglücklichen, verlassenen und aufgegebenen Patientin, Karina, die völlig gelähmt nach Kinderlähmung und MS daliegt.

Sie will in Seitenlage gebracht werden. Das aber kann ich nicht allein, ich wage es nicht, diesen spröden, kraftlosen Körper allein hochzuheben. Wieder muß ich Hilfe holen. »Wer kann mir helfen, Karina auf die Seite zu legen?« Niemand hat Zeit, alle rennen an mir vorbei. Sie soll warten. Diese verbohrten Stationshelferinnen sind nicht dazu zu kriegen, einmal eine Routinehandlung zu unterbrechen. Sie meinen, alle dürften nur der Reihe nach versorgt werden. Ich koche vor Empörung.

An diesem Nachmittag mußte Karina vierzig Minuten warten, bis sie auf die Seite gelegt wurde. Als wir endlich, viel später zu ihr ins Zimmer kamen, lag sie da und weinte. »Ich kann nicht mehr warten, ich kann nicht mehr warten«, gurgelte sie. Auch die Doloron-Tabletten, die man ihr gegen die Schmerzen im Schlund und im Magen versprochen hatte, wurden vergessen. Welches Inferno.

Dieser Wahnsinn ist mir Qual, dieses Fehlen von Mitgefühl, dieses Unvermögen, sich in andere hineinzudenken. Das Gejage, die Hetze, das Klappern der Holzpantoffeln bei eiligem Laufen. Und hinter den Türen warten die alten Menschen. Kaffeepausen und Rauchpausen, einen kleinen Sprung hinauslaufen, ein wenig plaudern, das alles können sich die Stationsangestellten leisten, denke ich gehässig, aber auf die Lämpchen achten, Hilferufe beantworten – nein. So vergehen die Tage in einer Art organisierter Hetzjagd und mit kopflosem Gerenne.

Bin ich jetzt am Ende etwas ungerecht? Ja, sicherlich, ich habe es ja leicht, zu kritisieren und mit guten Ratschlägen aufzuwarten; ich, die ich diesen Helferinnendienst nur vorübergehend angenommen habe. Wer hat denn die Kraft, Verstand und Gefühl lebendig zu erhalten, bei dieser sinnlosen, trostlosen, hoffnungslosen Arbeit? Wenn man keine Möglichkeit mehr sieht, den leidenden Mitmenschen Trost und Linderung zu verschaffen, wird man hart und zynisch. Wenn unser Mitgefühl kein Ventil findet, wandelt es sich ins Entgegengesetzte, in Gefühlskälte und Grausamkeit.

17. April. Der Tag beginnt schlecht: Bericht über die Neue, Estrid, die Tumor-Patientin, die immer elender wird. Sie kann nichts schlucken, weder feste noch flüssige Nahrung. »Wir müssen ihr wohl den Schlauch ansetzen«, sagt Schwester Pia, die heute das erstemal Dienst tut. Aber niemand von den Stationsangehörigen reagiert darauf. Einem bewußtlosen, sterbenden Patienten mittels Sonde Nahrung zuzuführen – ist das noch vernünftig, frage ich mich.
Als ich am Nachmittag einmal zu Estrid ins Zimmer komme, hat sie bereits eine Tropfinfusion hängen.
Solveig, die sterben, sterben will, war den ganzen Tag einfach »weg«, mußte sich erbrechen und bekam schwersten Durchfall. Sie war völlig verwirrt, berichtet eine Schwesternhelferin. Am Nachmittag kommt sie etwas zu sich und erzählt mir, daß sie »beinahe überall« gewesen sei. Sie sieht so abgehärmt aus. Ihr Gesicht ist eingesunken, die Zähne treten wie bei einem Totenschädel hervor. Ich nehme ihre kraftlose Hand in meine, und sie sieht mich mit ihren leuchtenden braunen Augen an: »Um Gotteswillen, hilf mir! Ich kann nicht mehr.« Sie weint leise und heftig.
Ich bleibe stumm neben ihr sitzen. Was kann ich für diesen armen, armen Menschen tun? »Du Gute«, bittet sie flüsternd, mit halber Stimme. »geh' hinaus und sage ihnen, daß ich sterben will, ich kann nicht mehr.«
Ich gehe hinaus und sage der Stationsschwester und der Krankenschwester, daß Solveig nicht mehr kann. Sie muß Sterbehilfe bekommen. Sie schauen betreten, ausweichend zu Boden, dann sagt die Stationsschwester: »Aber meine Liebe, du weißt doch, daß wir das nicht tun können.« Über eine so kritische Frage kann man nicht einmal reden. Schweigen steht zwischen uns. Ich gehe.

Kaffeestunde. Danach soll Lindström seine Zigarre haben, wie er es gewohnt ist. Ich rolle ihn in das Rauchzimmer. Bertil klingelt, er will auch rauchen. Ich bin eben dabei, sein Bett aus dem Zimmer zu rollen, als großes Geschrei anhebt. Ich darf das nicht tun, entscheidet die Oberschwester, der Korporal – ich hatte früher schon eine Auseinandersetzung mit ihr. Für so etwas haben wir keine Zeit, das müßte ich wohl begreifen. Im übrigen müssen die Arbeiten der Reihe nach ausgeführt werden. »Du fummelst nur kopflos herum«, sagt sie zu mir, »für unsere Arbeit bist du nicht sehr geeignet.« Ich werde wütend. Ausgerechnet sie muß das sagen, sie, die immer nur große Worte macht, brüllt und die Patienten anschnauzt.
Wir streiten munter darauflos. Ich lasse mir nicht gefallen, daß ich für die Pflegearbeit ungeeignet sei. Bei den Patienten sei ich beliebt, behaupte ich. Ja, das allerdings, aber das sei eine andere Sache, kontert sie.
Wie hoffnungslos ist es, all diese Kranken zu sehen. Nirgends die kleinste Besserung, eher überall Verschlechterung des Zustandes, nirgends ein Hoffnungsschimmer. Ein trostloses Einerlei von Essensausgabe, Verabreichung der Pillen, der Spritzen, der Katheder und Urinbehälter, das Bürsten und Säubern der Zahnprothesen von festgeklebten Speiseresten.
Welchen Sinn hat die medikamentöse Versorgung? Sechs bis acht kleine Pillen zu jeder Mahlzeit in einem kleinen Plastikdöschen reichen. Mindestens viermal am Tage. Rote, grüne, braune, weiße, gelbe, dazu Feigensirup und Hustenmedizin und andere flüssige Heilmittel. Für das Herz, für das Blut, für den Kopf ... es findet kein Ende. Und dann die Verpflegung, ein Zuviel an Speisen den ganzen Tag. Kaffee, Dickmilch, Butterbrote, Eier, Cornflakes, schon morgens um acht, später Säfte, Lunch um 11.30 Uhr, eine warme Speise und ein Dessert, Milch oder Bier. Schon um 13.30 Uhr Kaffee mit Mürbegebäck oder Zuckerkuchen. Nachmittags 16 Uhr die Hauptmahlzeit mit einem warmen Gericht, Brot und Butter, Milch oder Bier. Um 18.30 Uhr wieder Kaffee oder Tee oder Milch, dazu Mürbegebäck oder Zwieback. Einmal in der Woche »großer Scheißtag« – denn bei keinem dieser alten Menschen arbeiten Magen und Verdauung normal – schon lange nicht mehr. Entweder leiden sie an chronischer Verstopfung, oder sie haben ständig Diarrhöe. Ist der Tag der Laxative überstanden, geht es wieder los mit den Speisetabletts. Welcher Wahnsinn in dem Land des Überflusses, wo die Sterbenden gezwungen werden, mehr

Nahrung als normal zu sich zu nehmen. Welche Verschwendung.
Die intensive medizinische Versorgung ist der stärkste lebenserhaltende Faktor im Bereich der Dauerpflege, das ist gewiß. Wenn längst alle Hoffnung auf menschliches Leben geschwunden ist, werden dennoch unermüdlich Tabletten verabreicht. Vier bis acht kleine Pillen, die der Patient mindestens viermal am Tage bekommt, können das nur noch schwach flatternde Lebenslicht für beliebig lange Zeit vor dem Erlöschen bewahren.
Ich denke an Solveig. Sie liegt im Sterben und weiß es sehr genau. Und sie will sterben. »Ich muß endlich sterben dürfen«, sagt sie zu mir. »Ich kann nicht mehr.«
Aber diese herzlos gelenkte Krankenpflege hört solche Bitten nicht. Und doch stünde gerade ihr jetzt das Recht zu, einen Menschen an ihrer Seite zu haben, der ihr zuhört und für sie Zeit hat. Vielleicht will sie über den Tod sprechen und über das Leben, das hinter ihr liegt. Vielleicht hat sie etwas vergessen bis zu dieser Stunde und muß es jetzt erzählen. Wie wäre es, wenn irgend jemand ihr Bett in einen stillen Winkel dieses Pflegehauses rollte, wo vielleicht ein paar Blumen stehen und wo man schöne Musik hören kann. Und dann käme der Arzt zu ihr und hätte Zeit für sie und würde es wagen, ihr zuzuhören und zu antworten. Aber in diesen Dauerpflegestationen wird keinem einzigen Menschen Zeit gegeben, das auszusprechen, herauszuschreien, wovon sein Herz übervoll ist. Ich glaube es nicht. Über den Tod, über Ängste und Sorgen zu sprechen, das alles ist verboten.
Solveig liegt im Sterben und hätte ein Recht darauf, in ihrer Umgebung Respekt und liebevolles Verständnis zu finden. Aber man flieht vor ihr oder wendet sich ab, blickt zur Seite. Viel leichter ist es doch, ein Tablett mit Speisen oder ein paar Pillen vor sie hinzustellen oder das Bett frisch zu beziehen. Man nennt das Basispflege, und darauf hat auch der Sterbende ein Recht. Man ist der Ansicht, es sei ein Beweis für umsichtige Krankenpflege, ich aber finde, es ist reiner Zynismus, Gleichgültigkeit und eine Bankrotterklärung der Gefühle.

18. April. Heute arbeite ich auf Station 2.
Auch hier sind viele alte, verkalkte Männer und Frauen.
Ganz traurig ergeht es einer alten Frau, die fast jeden Tag von halb neun bis ein Uhr, manchmal auch länger, in ihrem Stuhl in

ihrem Zimmer sitzt. Alleingelassen. Sie hat keine Zimmerglokke, könnte sie auch nicht bedienen, ihre Finger sind steif und ungeschickt. Sie kann auch nicht mehr richtig sprechen, kann nicht sagen, was sie will. Oft wird sie ganz einfach vergessen. Sie stellt so wenig Ansprüche, sitzt nur in ihrem Stuhl an der Zimmerwand. Zweimal in der Woche kommt die Krankengymnastikerin, um Gehtraining mit ihr zu machen. In der Zwischenzeit sollte sie täglich ein wenig üben. Mit Hilfe eines Gehstuhles und einer Schwester, die neben ihr ist und sie bewacht, kann sie ganz fein gehen – aber niemand hat Zeit oder Lust, ihr diesen Dienst zu erweisen. So etwas wird ja in der Dauerpflegeanstalt nicht als richtige Arbeit anerkannt – und man hat dafür kein Verständnis.

19. April. Große Aufregung um 10 Uhr morgens. Haben wir Zeit für Bertil und Sundström, die ins Raucherzimmer wollen? Einer muß ja bei ihnen sitzen, muß helfen, die Zigaretten und Zigarren anzuzünden, und aufpassen, daß sie nicht zu Boden fallen. Darf ich sie in das Raucherzimmer fahren? Nein, ich darf es nicht tun, zuerst müssen die Rollstühle und die großen Spülbecken geschrubbt werden.

Sundström sitzt in seinem Rollstuhl und wartet. Er sieht wie ein trauriger Hund aus. Sinkt immer mehr in sich zusammen. Den ganzen Morgen hat er schon Winkzeichen gegeben, er sehnt sich so wahnsinnig nach einer Zigarette. Sooft man bei ihm vorbeikommt, will er einen festhalten. Bald, Sundström, heißt es dann, bald. Aber es gibt kein »bald«.

Ich säubere die Rollstühle – und dann fahre ich Sundström zum Raucherzimmer, ich kann seine traurigen Augen nicht mehr ertragen. Die Spülbecken werde ich als nächste Arbeit vornehmen.

Aber gleich gibt es Lärm, alle Schwestern und Helferinnen schreien: »Nein, so kann man es absolut nicht machen! Wir müssen an unseren Prinzipien festhalten ...« Ich werde rasend. Ich sage ihnen, daß wir wohl vor allem an unsere Patienten denken müssen. »Ihr habt eine nonchalante Art hier«, sage ich. – »Meinst du, wir vernachlässigen die Patienten?« fährt mich Schwester Marianne an. »Ha«, sage ich nur. »Zuerst die Spülbecken, und danach kommt der Sundström zum Raucherzimmer«, entgegnet sie hart. Als ob dies wichtig wäre, als ob es eine Rolle spielte, wenn man die Reihenfolge umkehrt, halte ich ihr vor. Die Arbeit wird doch trotzdem erledigt. Aber nein,

das ginge nicht. Es müsse eine gewisse Ordnung eingehalten werden, ob ich das nicht verstünde?
Ich aber pfeife auf die Prinzipien und fahre Sundström ins Raucherzimmer. Dieses Warten muß doch die reinste Hölle sein für einen schwer behinderten Menschen, der sich die Zeit nicht einmal durch Denken verkürzen kann.
Und ich bin so böse, daß ich innerlich koche, und gelobe mir selbst hoch und heilig, mich für eine andere, hoffentlich menschlichere Station einteilen zu lassen oder eventuell die Pflegeanstalt zu wechseln. (Und dies alles entwickelte sich rascher als ich dachte, hier muß ich den Geschehnissen vorgreifen. Ich bekam einen Tritt und flog aus der Station, mit der Begründung, ich sei den Patienten gegenüber allzu geduldig.)
Estrid, die Tumor-Patientin, der man Tropfinfusion gegeben hatte, hat sich rasch erholt, also nahm man die Infusion wieder weg. Aber der Verfall setzte wieder ein, also sollte sie erneut Infusionen bekommen, diesmal in den Oberschenkel. Welcher Wahnsinn!
Johan, der jetzt in einem Einzelzimmer liegt, hängt auch am Schlauch. Er hat zwei Damen zu Besuch, die schweigend an seinem Bett sitzen. Johan bekam nur selten Besuch, aber nun erwartete man wohl sein Ableben, da muß man ja kommen. Die Schwester sagte mir, daß man schon vor zwei Tagen gedacht hatte, er würde sterben, aber durch die Tropfinfusion hat er sich wieder aufgerappelt.

20. April. Ich erfahre heute, daß Hansson dreizehnmal Herzstillstand gehabt hat. »Aber wir haben den guten Alten doch immer wieder zurückholen können.« Als ich dann an seinem Zimmer vorbeikomme, höre ich ihn laut schreien. Ich gehe zu ihm und finde ihn verzweifelt und verwirrt. Er weint laut: »Ich habe ja niemanden, mit dem ich reden kann. Geh nicht weg – was wollte ich nur sagen? Warte ein bißchen.« Die Patienten sind es ja gewöhnt, daß alle Stationskräfte nur schnell an den Zimmern vorbeilaufen, ein weißer Mantel huscht im Flur vorbei, ein Gesicht beugt sich für Sekunden über ein Bett, dann eine hastige Frage: »Wolltest du etwas?« Die Antwort wird kaum abgewartet, schon läuft die Schwester weiter. Ein alter und kranker Mensch kann seine Gedanken nicht so rasch beisammen haben, seine Wünsche nicht sofort in Worte kleiden. Also bleiben sie verlassen liegen, bekommen keine Möglichkeit zu sagen, was sie wollen.

Ich halte eine Weile seine Hand, aber lange kann auch ich nicht bei ihm bleiben, es sind zu viele, die Hilfe brauchen, und es wird auch nicht als Arbeit anerkannt, bei einem Patienten an der Bettkante zu sitzen. Eigentlich ist es auch recht unkollegial, wenn doch so viel anstrengende pflegerische Arbeit wartet.
Armer, armer Hansson. »Ich habe ja niemanden ...« sagt er noch einmal und weint. Seine Frau kommt nur ein paar Stunden am Tage, dann liegt er wieder ganz allein in seinem Zimmer. Er leidet furchtbar unter seiner Angst, sie liegt ihm wie ein Stein auf der Brust und droht ihn zu ersticken. Warum hilft man nicht, diese Angst zu lindern? Es gibt doch so ausgezeichnete Medikamente. Eine einzige kleine Spritze – und er würde Ruhe und Vergessen finden. Aber nein, er muß auf dem Streckbett liegen bis zum bitteren Ende. So sieht es mit der Krankenpflege aus.

23. April. Die heutige Visite ist, wie immer, ein komisches kleines Theater. Der Stationsarzt, der Assistenzarzt, die Stationsschwester und alle anderen Schwestern kommen als formierte Truppe und stellen ganz allgemeine und uninteressante Fragen. Ich begegne ihnen auf dem Korridor und höre die Stationsschwester munter »Ja, also hier haben wir sie alle miteinander« sagen – und das beim Anblick der langen Reihe grauer, müder, hoffnungslos starrender alter Menschen in den Rollstühlen. Was hat diese Vorführung für einen Sinn? Die Patienten erinnern sich nachher nicht einmal daran, daß ein Arzt da war und was er gesagt hat, und genausowenig weiß der Doktor, mit welchem Patienten er überhaupt gesprochen hat und woran der einzelne leidet.
Estrid liegt im Sterben. Die Tropfinfusion hat man weggenommen, ihr aber dafür Sauerstoff gegeben. Sie atmet laut gurgelnd. Es wird wohl eine Lungenentzündung dazugekommen sein, meint Schwester Ann-Britt, die gerade bei ihr Wache hält.
Ich prüfe Estrids Puls. Er ist unregelmäßig. Plötzlich schreit sie auf, und ich glaube, sie stirbt. Aber noch ist es nicht soweit. Diese große Frau mit dem rasierten Schädel atmet mit weitgeöffnetem Mund weiter. Eines ihrer Augen ist geschlossen, das andere »schaut«. Der Sauerstoffapparat summt, der Schlauch ist in ihrer Nase befestigt. Eine Sekunde lang zuckt ihr linker Arm, der rechte ist leblos, wie er immer war, sonst gibt dieser Körper kein Lebenszeichen von sich, abgesehen von der mühsamen Atmung. »Estrid«, sage ich, »Estrid!«

Schwester Bodil kommt ins Zimmer und gibt ihr eine Penicillinspritze, um die Lungenentzündung zu bekämpfen, obwohl die Angehörigen gebeten hatten, keinerlei besondere Behandlung zu geben. Aber vielleicht wird Penicillin heute nicht mehr als etwas Besonderes angesehen? Und wie selbstverständlich bekommt sie auf dem Totenbett noch mehrere stärkende Medizinen. Nichts unversucht lassen, scheint die Parole zu sein. »Blast Leben in die Flammen, laßt sie um Gotteswillen nicht verlöschen.«

24. April. Johan, weiß im Gesicht wie ein Bettuch, hängt noch immer am Tropfer. Die Angehörigen sitzen stumm an seinem Bett. Warten sie auf seinen Tod? Ja, natürlich, und sie würden sich erleichtert fühlen. Er war ja schon so lange ein »lebendig Toter«. Wenn der Tod dann eintritt, ist es nur mehr eine Frage der Formalitäten.
Solveig und ihre Zimmergefährtin Estrid liegen auch mit Tropfinfusionen. Solveig hatte an diesem Morgen furchtbares Erbrechen, verbunden mit Durchfall, das ganze Bett mußte frisch gemacht werden. Danach war sie so sehr geschwächt, daß man ihr eine Infusion geben mußte. Jetzt ist sie wieder »klar«, und ich sitze an ihrem Bett und rede leise mit ihr. Sie lächelt mich an und sagt, ich sei lieb. Ich halte ihre magere Hand und streichle ihre Wange. Aber bei ihr bleiben, dazu reicht die Zeit nicht. Die anderen wären darüber empört.
Als ich ein paar Stunden später ihre Tür einen Spalt öffne, hat sie wieder einen Anfall schweren Erbrechens hinter sich und liegt mit Windeln abgedeckt und der Rundschale auf dem Kissen da, damit das Bett nicht beschmutzt wird. Ihre großen braunen Augen starren Löcher in die Luft, ihr Mund steht halboffen, die Zähne sehen plötzlich so groß aus wie in einem Totenschädel. Ein sehr einsamer Mensch liegt dort auf dem Bett und weiß, daß er sterben wird. Einmal war sie eine schöne, lebensvolle Frau. Jetzt geht es nur mehr um Tage, um Stunden. Verlassen ist sie. Wo gibt es eine liebevolle Hand, die ihre hält, wenn sie vor Todesangst weint? Ein Sterbender habe Anspruch, psychologisch betreut zu werden, so steht es in unseren Sozialgesetzen. »Wir müssen es lernen, uns der Sterbenden anzunehmen«, sagt Generaldirektor Bror Rexed.
Nur kurze Zeit wage ich es, bei ihr zu sitzen. Ich weiß, wie böse die anderen Schwestern darüber werden. Ich bin an diesem Nachmittag zum Bettenwaschen kommandiert.

Ich fange im Zimmer bei Elna an. Wie meist, weint sie. »Wie glücklich müßt ihr sein, die ihr euch noch bewegen könnt«, sagt sie, während ich unter ihrem Bett herumkrieche. »Ich habe solche Schmerzen in den Beinen.« Ihr Gebiß klappert, wie immer, wenn sie weint, die Tränen rinnen wie Wasserstrahlen aus ihren rotgeränderten Augen. »Helft mir«, flüstert sie, »helft mir.« O guter Gott, was kann man für sie tun? Die Sonne strahlt ins Zimmer auf Tulpen und Osterglocken. Aber hilft das?

Spät am Nachmittag werde ich ins Personalbüro gerufen. Die Chefin behauptet, man sei auf der Station mit mir nicht zufrieden. Warum? Ich widme den Patienten zuviel Zeit. »Sie finden, für so etwas habe man keine Zeit«, sagt die Personalchefin in beinahe entschuldigendem Ton.

Heute morgen, als ich Aron beim Ankleiden und Waschen half, denn er war die letzten Tage sehr erkältet, wurden zwei Frauen im Nachbarzimmer eifersüchtig. »Wir müssen uns natürlich allein ankleiden«, sagten sie. »Uns hilft niemand. Er kann es allein, der Aron, aber Sie verwöhnen ihn. Er sieht auch ganz gut, stellt sich aber blind, nur damit Sie ihm helfen und bei ihm bleiben.«

Die alten Menschen wollen eben gerne, daß man bei ihnen ist, sie fragt, wie es ihnen gehe, sie wegen ihrer Schmerzen und Beschwerden ein bißchen bemitleidet, gerne auch ein wenig lacht, aber auch ernst mit ihnen spricht. Sie wollen, daß man sich öfter sehen läßt, Ruhe ausstrahlt. Nicht, wie es immer geschieht, vorbeihastet, daß die weißen Mäntel wehen, und nur ein paar gekünstelt muntere Worte für sie hat, um dann ebenso eilig zu verschwinden. Die Alten haben einen anderen Lebensrhythmus.

Am Abend, auf dem Weg zu meinem Bus, sehe ich, daß der Mälarsee aufgetaut ist. Das Wasser glitzert, nur am Strand treiben noch ein paar Eisschollen. Es ist ein dramatischer Augenblick, wenn das Eis aufbricht, dramatisch, wie wenn ein Mensch seinen Geist aufgibt. Nur selten ist man Zeuge dieses Schauspiels, es geht rasch vorbei.

Nachts im Bett sehe ich die Augen der armen Kranken vor mir.

30. April. Auf Station 2: welch furchtbarer Morgen! Mit Schrecken und Widerwillen wird man nach einigen freien Tagen in die Welt des Krankenhauses zurückgeworfen. In der

weiblichen Abteilung stößt Gerda, wie fast immer, ihre Wahnsinnsschreie aus. Warum hilft man ihr nicht in ihrer Angst und Not? Es gibt Medikamente, die ihr Vergessen schenken könnten. Warum muß sie Stunde um Stunde mit angespannt-verkrampftem Körper daliegen, mit starren Augen und von Krämpfen geschüttelt, wenn sie zum Schrei ansetzt?
Ich mache auf der Intensivstation Besuch: Es ist grauenhaft, wie immer. In zwei Zimmern liegen acht Patienten in Intensivbehandlung, viele mit Sonden-Ernährung. Die meisten von ihnen sind mehr oder weniger bewußtlos, und das seit über zehn Jahren nach Tumoroperationen, Verkehrsunfällen, Selbstmordversuchen und ähnlichem.
Ein Bett ist leer, das Mädchen, das mit zehn Jahren einen Gehirntumor bekam, wurde von seiner Mutter mit Genehmigung der Ärzte nach Hause geholt. Sie sei leicht zu pflegen, sagt eine Schwesternhelferin auf der Intensivstation, die Mutter nimmt sie ab und zu für das Wochenende nach Hause. Sie ist jetzt dreiundzwanzig Jahre alt, aber in der Entwicklung stekkengeblieben, sie sieht aus wie eine Dreizehnjährige.
Wenn ich mir vorstelle, daß es mein Kind wäre... Ich denke an meine Töchter, dreizehn und zwanzig Jahre alt. Wie gesund sie sind, wie fröhlich, wie wunderbar.
Ich kann diese lebendigen Toten hier in der Intensivstation nicht sehen. Ich fühle mich furchtbar elend. Wie kann man es wagen, mit Menschen so umzugehen! Meine Gedanken gehen zum Oberarzt dieses Krankenhauses, und diese Gedanken sind keineswegs freundlich. Warum läßt er die lebenserhaltenden Behandlungen bei diesen armen Menschen nicht abbrechen? Kein Arzt ist verpflichtet, »Pflege ad absurdum« zu veranlassen. Warum läßt er sie nicht wirklich sterben, so daß sie ihre Ruhe haben. Es ist keine Schande für die Gesellschaft, Kranke so zu behandeln.
Tore läutet, das Lämpchen über seiner Türe leuchtet Tag und Nacht. Er ist gelb im Gesicht und erleidet große Schmerzen, wie fast immer. Die dunkelbraunen Augen sind eingesunken und sprechen von seinem Leiden. Er bittet die Schwester um eine Spritze gegen starke Schmerzen. Aber er hat die erlaubte Dosis für diesen Tag schon gehabt, also bekommt er ein Zäpfchen. Ich stecke es in den schwammigen After, er ist entzündet durch den Durchfall seit zwanzig Jahren. Er bittet mich, so oft wie möglich nach ihm zu sehen. Er brauche jemanden, mit dem er sprechen kann, sagt er. Aber er hat gar nicht die Kraft, selbst zu sprechen,

meist sagt Tore nur, daß er Schmerzen hat, daß er schlecht liegt, daß er etwas trinken will. Vor allem aber will er, daß man die Decke hochhebt und nachsieht, ob am Ende wieder Stuhl gekommen ist.
Er hat große, offene Wunden am Gesäß, die bei jeder Berührung mit Pflaster, Zellstoff und Abwaschtüchern brennen. So sieht sein Leben aus. Eine Stunde lang auf einer Seite liegen: »Es brennt alles wieder wie Feuer«, sagt er und muß auf die andere Seite gelegt werden. Bald aber brennen seine Wunden auch auf dieser Seite.
Heute hatte Tore Besuch. Sein Sohn war da. Sein Vater habe es so schwer, sagt der junge Mann später zu mir, er leide nun schon zwanzig Jahre. Jetzt haben sie begonnen, ihm die Zähne herauszuziehen, und bereiten ihm dadurch neue Schmerzen, neues Leiden. Wozu soll das gut sein? Warum kann er nicht für diese kurzen Wochen seine alten, schlechten Zähne behalten; es ist doch offensichtlich, daß er sterben wird. Ich rate dem Sohn, mit dem Arzt zu sprechen und ein weiteres Zähneziehen zu verbieten. Das bißchen Essen täglich schafft er mit seinen eigenen, schlechten Zähnen. »Er brauchte Sterbehilfe«, murmelt der Sohn. Man merkt, daß es ihm schwerfällt, laut und deutlich davon zu sprechen.
Während der Heimfahrt mit der Tunnelbahn denke ich – wie schon so oft: Es ist etwas Besonderes um die Arbeit in einem Krankenhaus. Manchmal überfällt einen heftiger Ekel, man würde am liebsten in derselben Sekunde davonlaufen. Aber nach ein paar Stunden ist man absorbiert in dieser unwirklichen Welt der Schmerzen, man will bleiben, will für immer dableiben und ständig, ständig sich mühen, zu helfen und zu trösten, zur Hand zu sein, alles zu überwachen.
Wie oft schon habe ich den Wunsch empfunden, diesen armen Geplagten beim Sterben zu helfen. Ich finde, eine solche Hilfe wäre richtig und mitmenschlich, niemals ein Verbrechen.

1. Mai. Mir ist, als hätte ich noch nie einen herrlicheren Morgen als diesen ersten Mai erlebt. Die Luft ist weich und warm. Blank und klar, leuchtende Schönheit. Mein Herz zittert. Nütze dein Leben, solange du lebst! In der Dauerpflegestation ist es zu spät. Vielleicht ist es schon morgen zu spät. Jetzt gilt es, jetzt: Genau diese Sekunde ist wichtig. So murmle ich mir selbst beschwörende Trostworte zu.
Neun Uhr, abends auf der Heimfahrt bin ich todmüde, ange-

ekelt und sehr böse. Welch perfekte Tortur wird in diesen Dauerpflegeanstalten betrieben! Ich denke an meinen Patienten Ebbe. Er hat Prostatakrebs, ist viele Male der Strahlentherapie ausgesetzt worden, hat zudem einen inoperablen Tumor im Gehirn, Metastasen im ganzen Körper. Er ist nur noch ein Skelett, gekrümmt wie ein Ast, die Haut wie Pergament, kann die Beine nicht mehr strecken, gelb im Gesicht, der ganze Körper schmerzend, die Arme und Hände ständig von Spasmen geschüttelt, viel Blut im Urin. Er schreit laut auf, wenn man ihn berührt, und muß trotzdem jede zweite Stunde im Bett gewendet werden, um ein Wundliegen zu vermeiden. Warum nur? Es ist sicher viel quälender für ihn, als wunde Stellen zu haben. Sein Katheder leckt meist, seine Verdauungsorgane funktionieren nicht mehr ohne Abführmittel, dann aber fließt das ganze Bett über, und er muß gewaschen werden – eine noch schlimmere Qual für ihn.

Warum gibt man ihm mehrmals am Tag so viel zu essen, zu trinken und zudem Medizinen, wenn er nur eine kräftige Morphiumspritze brauchte? Ja, er bekommt Morphium, aber nur soviel, daß die ärgsten Schmerzen nachlassen. Die Dosis ist begrenzt, geradezu infernalisch berechnet. Er soll nicht mit allzu großen Schmerzen leben. Aber er soll auch nicht sterben – dafür kann man doch nicht die Verantwortung übernehmen.

Ebbes Bett ist ständig von einer Wolke umgeben. Gestank von Urin, Eiter, Blut. Fäulnis und Desinfektionsmittel. Noch jetzt, an diesem wunderbaren Maiabend, ist mir, als hafte dieser Gestank an mir, an meiner Haut, meinen Kleidern. Vielleicht merken die Leute, wie ich stinke, muß ich denken.

Armer Ebbe, heute abend hatte er plötzlich Fieber, 38,3. Aber er bekam den Tropfer, und so ging es schnell vorüber. Also wird er noch einige sinnlose Tage verbringen. Oder Wochen? Monate?

Ich muß an Tore denken, dessen Gesicht gelb ist wie eine Zitrone. Seine Leber tut es nicht mehr, auch die anderen Organe setzen aus. Jede Sekunde hat er Schmerzen, ständig Diarrhöe. Sein Bauch ist ein faltiger Sack, sein Hodensack besteht nur aus schwammiger Haut, sein Hinterteil eine weiche, gummiartige Masse, offene Wunden an vielen Stellen. »Er ist eben rauschgiftsüchtig, völlig abhängig«, sagt die Stationsschwester gefühllos. »Aber soviel, wie er haben will, können wir ihm leider nicht geben. Was sollten wir denn dann verordnen, wenn die Schmerzen noch stärker werden?« Diese Antwort habe ich so oft gehört. Wieviel Wahrheit beinhaltet sie? Täglich werden Antworten gegeben, die man bezweifeln muß. Nehmen wir die Frage des Personalmangels. Wo ist die Wahrheit? Beruht der Personalmangel auf dem niedrigen Gehalt, das der Provinziallandtag engherzig festgesetzt hat, oder meiden die Menschen den Arbeitsplatz »Dauerpflegeanstalt«, weil jedes Tun dort furchtbar und zugleich sinnlos ist?

6. Mai. Tore hat fürchterliche Schmerzen. Ich gehe zur Oberschwester und sage ihr, daß Tore um ein Zäpfchen bittet. »Ja, er jammert schon wieder. Gib ihm diese Tablette, sie hat dieselbe Wirkung, sag ihm das.« Ich bekomme eine winzige Pille in der Plastikschale.

Aber sie hilft nicht. Tore leidet furchtbar. Pausenlos leuchtet das Lämpchen über seiner Zimmertür auf. Es ist sehr schwer für mich, immer wieder zu ihm zu gehen und ihn zu vertrösten: »Ich kann nichts machen.« – »Wir müssen noch ein wenig warten, Tore.« Warum bekommt er nicht, was er braucht? Warum sind die Schwestern so knauserig? Hängt es mit den Anordnungen der Ärzte zusammen? Oder damit, daß die Ärzte sich nie die Mühe machen, uns gründlich zu informieren? Wissen sie nichts, oder wagen sie nichts? Hat es mit ihrer Machtvollkommenheit zu tun? Mit mangelnden Kenntnissen? Mit Angst? Mit Gleichgültigkeit?

Der leidende Mensch habe ein Recht auf Schmerzlinderung, sagen unsere Gesetze. In Wirklichkeit herrschen andere Prinzipien. Es ist wahnsinnig, unerträglich, dabei Zeuge sein zu müssen. Sieg der Dummheit und Gleichgültigkeit über Vernunft und Einfühlungsvermögen.

Das nächste Mal bist du selber dran, denke ich. Du mußt dafür sorgen, daß das nicht geschieht.

Gewiß, es gibt immer wieder den einen oder anderen Arzt, eine Krankenschwester mit Herz und Vernunft – aber sie sind in der Minorität. Echtes Mitgefühl habe ich kaum angetroffen, vor allem nicht bei den Krankenschwestern. Sie sind zu jung, zu unerfahren und allzu prestigebesessen. Oder zu alt, verbittert, verhärtet.

Das Erschütterndste ist der Menschen – der Patienten – Geduld. Wie eine Kreatur, die sich zur Schlachtbank führen läßt. Warum kann der Mensch nicht aufbegehren?

Liefere dich niemals einer Dauerpflege aus, mein Freund. Dort herrscht totale Unterdrückung – totale Willkür.

9. Mai. Morgens, sieben Uhr. Gerda brüllt ihr Angstgeheul. Ich lese im Journal nach: Frühzeitige senile Demenz. War schon auf der Nervenklinik in Pflege. Auch dort störend, durch ihre Brüllperioden. Nach dem Urteil der Ärzte ist nicht auszuschließen, daß dieses Schreien begleitet ist von schweren Angstzuständen, weshalb »es human wäre, ihr beruhigende Mittel zu geben«. Die Patientin reagiert gut auf Valium.
Ich finde, man läßt sie viel zuviel schreien. Warum gibt man ihr nicht mehr Tabletten? Es ist grauenhaft, ihre Anfälle mitanzusehen. Da liegt sie mit entblößten Zähnen, zusammengekniffenen Augen, die Hände zerren verkrampft an der Bettdecke, der Körper, die Schenkel verspannen und versteifen sich – und dann erst bricht das Schreien aus ihr heraus.
Aber das abgebrühte, gefühllose Pflegepersonal hat taube Ohren.

10. Mai. Als erste Waschung nehme ich an diesem Morgen Katarina dran, vierundachtzig Jahre alt. Sie sitzt den ganzen Tag im Rollstuhl. Jetzt spricht sie davon, daß sie einen natürlichen Tod sterben möchte, aber es dauert so lange. »Wie schwer hat man es, wenn man so alt wird«, sagt sie. Ich versichere ihr, daß ich sie gut verstehe, und gleich füllen sich ihre Augen mit Tränen, Katarina verrät mir, daß sie den Doktor gebeten hat, ihr etwas zu geben. Aber er will es nicht tun. Ob sie nicht einen anderen Arzt habe, frage ich sie. Ja, doch, sie habe schon einen anderen darum gebeten, aber auch der hat ihr nichts gegeben. Katarina hat große Angst vor der Zukunft. Wie soll das alles weitergehen, wie lange noch dauern? Wenn sie dann am Ende noch bettlägerig wird ...
Ein Mann, ein gescheiterter Selbstmörder, wird mehrmals am Tage mit einer Sonde ernährt. Es ist so unbeschreiblich grausig, diesen nahezu toten, ausgedörrten Menschen mit dem verglasten Blick anzusehen. So liegt er nun schon seit elf Jahren. Mit jedem Jahr, das verging, hat sich der Körper immer stärker in einer verkrampften Stellung versteift, jetzt hat er die Knie fast oben an seiner Brust.
Das Mädchen, das mit zehn Jahren einen Gehirntumor bekam und jetzt schon dreiundzwanzig ist, wird auch über die Sonde ernährt, ebenso die Zweiunddreißigjährige, die mit siebzehn einen schweren Verkehrsunfall erlitt und seitdem bewußtlos ist. Sie sieht aus, als schlafe sie, ihr Haar ist dick und dunkelbraun.

Beide Mädchen bekommen regelmäßig ihre Menses, erzählt die zuständige Schwester.
Aber besonders das jüngere Mädchen sieht nicht mehr richtig menschlich aus. Die Zähne sind völlig deformiert, ebenso der Unterkiefer, denn er wird ja niemals zum Kauen beansprucht. Die Schneidezähne stehen beinahe gerade heraus. Das natürliche Wachstum ist gestoppt. Sie ist so groß wie eine Dreizehnjährige, ihr Haar ist sehr dünn und an mehreren Stellen ausgefallen. Sie trägt ein blaues Flanellhemd, die Mutter hat es für sie genäht, und hat einen Teddybären im Arm. Sie lebt nicht mehr – aber ist noch lebendig. Die Augenlider bewegen sich, und wenn man sie längere Zeit im Nacken kitzelt, schließt sie die Augen. Eigentlich gleicht sie einem kleinen Affen. Ihr Körper ist sehr deformiert, die Hände und Arme sind mager und verdreht, sie drückt sie fest an ihre Brust, und sie können auch nicht mehr ausgestreckt werden.
Die Mutter nimmt sie jeden zweiten Monat mit nach Hause. Sie habe noch zwei andere Kinder, wird erzählt. Wie hält sie das aus? Warum läßt der Chef des Krankenhauses dieses Mädchen nicht sterben? Man brauchte nur die Sondenernährung einzustellen, dann würde sie in wenigen Tagen sterben.
Die Krankenschwester erzählt, das Mädchen habe einmal Lungenentzündung bekommen, aber man hätte sofort den Tropfer und Antibiotika gegeben. Sie wurde wieder »gesund« – konnte »weiterleben«.
Wer wird diesen Wahnsinn einmal stoppen? Es muß ein Verbot kommen, »lebendige Tote« immer wieder durch künstliche Ernährung am Leben zu erhalten. Wir sind uns alle einig, daß dies grauenhaft und ekelerregend ist. Die festangestellten Helferinnen auf der Intensivstation sind mit mir einer Meinung: Es ist unmenschlich und unbarmherzig den Patienten und deren Angehörigen, aber auch dem Personal gegenüber, diese Menschen nicht sterben zu lassen. Ich brächte es nie über mich, auf dieser Station zu arbeiten.
Es fällt auf, wie lieb die Helferinnen zu diesen Patienten sind, sie sprechen mit ihnen, als wären sie lebendige Menschen, sie liebkosen sie, streicheln ihnen die Wangen. Diese lebendigen Toten empfangen viel mehr Zärtlichkeit als die noch lebenden Patienten. Mutterinstinkte für die Hilflosesten. Aber ist das nicht vergeudete Mühe, sind dies nicht vergeudete Gefühle, ist es nicht verlorenes Geld? Die Lebenden haben größere Rechte, brauchten unsere Pflege und Fürsorge viel mehr. Aber viel-

leicht wird hier zuviel gefordert, vielleicht wird zuviel erbeten. Liebe, Fürsorge und Interesse für Lebende aufzubringen, ist sehr anstrengend.
Wir sitzen mit allen Helferinnen an diesem schönen Maitag auf der Terrasse in der Sonne, trinken Kaffee und sprechen vom Oberarzt dieser Klinik, der sich fast nie sehen läßt. Höchstens einmal im Monat erscheint er zur Visite, um festzustellen: »Ja, doch, hier ist alles sehr gut.«
Total sinnlos, dieser Auftritt, sagen die Schwestern.
Die Abteilungsärzte kommen auch nicht oft. Sie machen zweimal in der Woche die Runde. Manchmal kommen sie gar nicht ins Krankenhaus, selbst dann nicht, wenn sie »Hintergrunddienst« haben und gerufen werden. Sie haben sich schon oft geweigert zu kommen. Wozu braucht man eigentlich die Ärzte? fragen wir uns empört.

14. Mai. Auf der Intensivstation wird der Selbstmordfall nach wie vor künstlich ernährt. Grausig, widerlich. Bror, der Mentalgeschädigte, kriecht wie ein Tier hinter seinem Bettgitter herum und stößt gräßliche Laute aus. Ich halte es dort drinnen nicht aus, verachte mich ob dieser Schwäche. Wenn es die anderen ertragen, warum ich nicht?
Durch den warmen Maiabend voll Leben und Schönheit fahre ich nach Hause. Das junge Grün leuchtet noch im Dunkel, und der starke Frühlingsduft erfüllt mein Herz mit Unruhe und Dankbarkeit. Ich lebe. Noch lebe ich. Ich denke an die kranken und alten Menschen, unablässig von Schmerzen geplagt, die ich eben verließ. Wie fast immer frage ich mich mit einem tiefen Seufzer: Wie soll ich es ertragen, wie durchstehen, sie morgen wieder zu sehen? Erneut erfüllt mich Scham über meine Feigheit, meine Schwäche, mein Verlangen, mich allem, was Leiden und Tod heißt, zu entziehen, davor wegzulaufen. Warum sollte gerade ich mich heraushalten? Ich denke an eine gute Freundin, die zwanzig Jahre auf einer Dauerpflegestation gearbeitet hat. Wie hat sie es zuwegegebracht? Und warum sollte ich es nicht schaffen, wenn andere es können? Wie dürfte ich von anderen verlangen, daß sie eine Arbeit tun, die ich selbst nicht übernehmen möchte? Auch die anderen werden beeindruckt von menschlicher Not und Qual, und auch sie ekeln sich bei dem Gestank, den die alten Menschen in den Betten verbreiten.
Dennoch glaube ich, daß es in Zukunft sehr schwer sein wird,

Nachwuchs für die Dauerpflege heranzuziehen, teils, weil die Menschen in unserer mechanisierten Gesellschaft das Talent verloren haben, zu trösten und zu helfen, teils, weil diese Arbeit als sinnlos erkannt wird. Was soll es nützen, Leben in diese alten Menschen hineinzupumpen, deren Körper am Ende aller Pein todkrank sind und sterben? Manchmal kommt man sich vor, als nehme man an einer Art Menschenquäler-Experiment teil. Man könnte an diesem Erlebnis seelisch zerbrechen. Denn die meisten Patienten der Dauerpflege brauchen ja nicht Lebenshilfe, sondern Sterbehilfe. Wenn das Personal seinen wesentlichen Auftrag darin sehen dürfte, den Patienten zu einem menschlichen Tod zu verhelfen, wenn es diesen Auftrag verstünde, dann würde es seine Arbeit sicher als sinnvoll und wichtig empfinden.

Wir müssen unseren Tod bestimmen dürfen

Ich will dieses Tagebuch über meine Erlebnisse auf einer Dauerpflegestation mit einem Interview abschließen. Ein Mann, dreiundachtzig Jahre alt, erlitt im Zusammenhang mit einem Autounfall Gehirnblutungen und lebt nun gelähmt im Rollstuhl auf der Dauerpflegestation. Den Kontakt zu ihm hat mir ein Arzt hergestellt, der mit dem Dreiundachtzigjährigen seit langem befreundet ist. Der Kranke erklärte sich bereit, Fragen über seine Krankheit, über sein Leben auf der Dauerpflegestation und über den Tod zu beantworten.

Er empfängt mich in seinem Rollstuhl, ein recht großer, magerer – oder soll man sagen schlanker – Mann von impulsiver, freundlicher Art. Er berichtet etwas stotternd, daß es ihn ganz plötzlich erwischt habe, als er in seinem Auto saß und selbst fuhr. Er stieß mit drei anderen Autos zusammen, prallte gegen einen Baum und verlor das Bewußtsein. Er hing in den Sicherheitsgurten.

Er ist sich über seine Lähmungserscheinungen völlig im klaren, sie scheinen auch ständig schlimmer zu werden. Er zeigt auf seinen Mund; er ist schief geworden. Rechtsseitig ist er schon ganz gelähmt, die Bewegungsfähigkeit des linken Beines hat nachgelassen, trotz täglicher Krankengymnastik. Er weiß, daß er die Muskeln des Gesichts nicht mehr unter Kontrolle hat, besonders um den Mund herum, sein Speichel tropft ständig. Sein Sprechvermögen hat sich mittlerweile etwas gebessert.

Er kann nicht mehr selbständig essen, er verschüttet alles. Er ist verzweifelt darüber, daß es ihm nicht gelang, eine wichtige wissenschaftliche Arbeit abzuschließen. Hätte er geahnt, was ihm bevorstand, hätte er noch intensiver gearbeitet.

Als wir auf den Tod zu sprechen kommen, weint er heftig. »Ich will sterben«, sagt er, »ich will sterben, heute noch. Ich will das alles nicht erleben: Krank sein – festgebunden und hilflos im Rollstuhl sitzen müssen. – Daß wir nicht selbst die Stunde unseres Sterbens bestimmen dürfen, ist schlimm. Mein Leben ist zu Ende, es hat keinen Sinn mehr. Den ganzen Tag hier sitzen ... früher konnte ich noch lesen, aber jetzt geht auch das nicht mehr. Das Leben hat für mich keinen Wert mehr.«

Dann beschreibt er das tägliche Leben auf der Dauerpflegestation, dieses sehr schwere, anstrengende Leben. »Man darf abends nicht ins Bett, wenn man möchte, man kann auch morgens nicht aufstehen, wann man will. Man muß immer warten, bis man drankommt – bis man ›an der Reihe ist‹«.
»Wir Patienten läuten pausenlos – aber es kommt niemand. In den letzten drei Monaten ist das noch viel ärger geworden, und man wird ja so müde, wenn man dauernd im Rollstuhl sitzt, man will sich wieder hinlegen – aber man kann eine halbe Stunde lang läuten, ehe jemand kommt.«
Er kann sich selbst mit der linken Hand waschen, aber es ist sehr schwierig. Wenn er fertig ist, muß er nackt im Waschraum sitzen bleiben und warten, bis jemand kommt, ihm beim Ankleiden zu helfen. Das dauert oft wieder eine halbe Stunde. Nicht immer natürlich, aber oft. Viele Helferinnen sind freundlich, aber andere...
Er fühlt sich auch recht einsam. Ein Teil der Patienten seien gebildete und interessierte Menschen, sagt er, aber die meisten... Es habe leider keinen Sinn, mit ihnen Kontakt aufzunehmen.
»Einen einzigen Tag zu überstehen, kostet mich große Mühe. Ein Tag im Leben eines gesunden, normalen Menschen ist wie ein Monat für mich. – Die einzige Stunde des Tages, in der das Leben erträglich ist, in der ich es aushalte, ist am Nachmittag, wenn ich auf meinem Bett liege und ein Tonband abhöre. Danach nehme ich meine Schlaftabletten, und dann kommt das Vergessen, das wunderbare Vergessen. Ich denke an die schönen Gegenden unserer Erde, wo ich einst war und nie mehr hinkommen werde«, erzählt er. »Ich denke auch daran, daß dies alles weiterhin besteht, ich selbst aber nichts mehr erleben darf. Es ist ein furchtbar krasser Sprung – nach einem reichen Leben so im Rollstuhl dahinsiechen zu müssen.«
Auf meine Frage, ob er jemals mit dem Krankenhauspersonal über seinen Wunsch zu sterben gesprochen habe, entgegnet er, daß er dies tue, aber alle nur ein beruhigendes Schulterklopfen für ihn hätten und ein »Ach, was!«
Leidenschaftlich und mit Tränen in den Augen sagt er, der Mensch müsse selbst seinen Tod bestimmen dürfen. Man könnte sich ja auch an der Deckenlampe erhängen, überlegt er, aber man kommt ja nicht aus dem Rollstuhl hoch. Schlafmittel sollen auch gut sein, aber sooft er versucht, sich einen Vorrat aufzusparen, habe man ihm die Tabletten weggenommen.

Zudem sei es sowieso schwer für ihn, denn er brauche ja alle Schlaftabletten, die er bekommt, um über die tägliche Qual hinwegzukommen. »Zu Hause in meinem Schreibtisch habe ich ein Gramm Sublimat – es würde reichen, man stirbt dann sofort. Aber wie darankommen? Wer würde ...?«
Er beschreibt, wie anstrengend und schwierig sein Leben jetzt geworden ist. Er sehe ja im Spiegel, wie elend er aussieht, daß sein Kinn herabfällt, er habe nicht mehr die Kraft, seinen schiefen Mund geschlossen zu halten. Er habe auch das Wasser und den Stuhlgang nicht mehr unter Kontrolle, müsse in Windeln und mit einem Urinsack leben, und dieser werde oft so schlecht angesetzt, daß viel danebengeht.
»Dann geht alles ins Bett oder in die Hosen, das ist eine Qual für mich, aber ebenso für denjenigen, der mich wieder frisch machen muß.« Es komme auch vor, daß er stundenlang verschmutzt sitzen und warten muß. »Es kommt ja keiner, wenn man läutet,« sagt er verbittert. Er wünscht, endlich sterben zu dürfen. Jeder Mensch muß einmal sterben, warum so große Schwierigkeiten machen, warum nicht besser helfen?
Wieder weint er heftig, die Tränen rinnen, und der Speichel tropft auf seinen braunen Hausrock. Er ballt die Hände zu Fäusten, schüttelt sie tief erregt und ruft: »Wir müssen unseren eigenen Tod bestimmen dürfen!«

Ethische Aspekte

Clarence Blomquist, Dozent für medizinische Ethik, und Ingemar Hedenius, Professor für praktische Philosophie, haben in hervorragender Weise über Tod und Sterbehilfe (Euthanasie) geschrieben. Schon Anfang der sechziger Jahre nahmen sie an der Debatte über Sterbehilfe teil, bewundernswert mutig und klar. Ihre Bücher *Ethik der Medizin, Der Arzt, Leben und Tod* (Blomquist)*, *Die unmoralische Anständigkeit* und *Sinn des Lebens* (Hedenius)* sollten als Studien- und Diskussionsmaterial gelesen werden von allen, die auch nur eine Spur Interesse für die Fragen nach Leben und Tod aufbringen.

Ethik der Medizin müßte jeder Arzt wie eine Bibel jeden Morgen, jeden Abend zur seelischen und beruflichen Entwicklung lesen. In dem Kapitel über Euthanasie zeugen klare Worte von leidenschaftlichem Mitfühlen und Wissen um die Willkür auf dieser Welt, der wir Menschen ausgesetzt sind: Da wir nicht darum gebeten haben, geboren zu werden, sollten wir dann nicht wenigstens das Recht haben, selbst zu bestimmen, wann wir die Bühne des Lebens verlassen wollen?

»Es dürfte nicht geduldet werden, einen Menschen am Sterben zu hindern. Einem Menschen beim Sterben helfen, braucht nicht zu bedeuten, ihm das Leben zu nehmen. Man kann auch sagen: ihm den Tod schenken. Und der Tod ist ein Geschenk, das uns allen schließlich einmal gegeben wird. Dürfte der Mensch selbst bestimmen, zu welchem Zeitpunkt er dieses Geschenk entgegennehmen will, würde das Leben sowohl für ihn selbst als auch für seine Familie und die Gesellschaft leichter werden.«

Im Kapitel über Euthanasie analysiert Blomquist die verschiedenen Formen der Sterbehilfe, die aktive und passive Euthanasie, die Beschleunigung des Sterbeprozesses, die Sterbehilfe aus Barmherzigkeit und so weiter. Er greift verschiedene Argumente des Für und Wider heraus, beleuchtet alle nur denkbaren Aspekte und bespricht sie eingehend. Meiner Ansicht nach ist es ganz unmißverständlich, daß er persönlich der Ansicht ist,

* nicht in deutscher Sprache erschienen

das Recht auf den eigenen Tod sei eine selbstverständliche menschliche Forderung.
Allerdings erkennt man im Laufe der Lektüre, daß unser christliches und kulturelles Erbe dem Anspruch des Menschen auf Euthanasie nahezu unüberwindliche Hindernisse in den Weg gelegt hat und daß es fraglich ist, ob auch intensive Bemühungen sie in überschaubarer Zeit beseitigen können.

Aus *Ethik der Medizin* zitiere ich:

Im Krieg ist es erlaubt, seine Feinde zu töten. Aus Rache darf man Bomben über einer feindlichen Stadt abwerfen, aber es ist sehr zweifelhaft, ob es den Bewohnern dieser Stadt erlaubt ist, aus Barmherzigkeit den Nachbarn zu töten, den der Feind vergeblich zu töten versuchte, aber doch tödlich verletzte.
Es wird behauptet, Gott habe den Menschen erschaffen und ihm das Leben geschenkt und daraus folgere, daß er allein Macht über sein Geschöpf habe. An und für sich haftet dem Gedanken, daß man jemandem etwas schenkt, ohne daß der Empfänger dieser Gabe das Recht hat, darüber nach seinem Willen zu verfügen, etwas Sonderbares an. Manchmal wird das Leben auch als eine Leihgabe angesehen. Warum aber sollte man sich nicht bedanken können für die Überlassung dieser Gabe und sie zurückerstatten?
Euthanasie zerstöre das Vertrauen der Patienten zu den Ärzten, wird behauptet. Eine vermutlich wesentlich größere Gruppe von Patienten und präsumtiven Kranken würde aber wahrscheinlich ganz gegenteilig reagieren, wenn die Euthanasie akzeptiert und legalisiert wäre. Durch die Gewißheit, daß der Arzt ihnen sinnloses Leiden ersparen kann, wenn jede Hoffnung vergebens ist, würden sie mehr Vertrauen und Sicherheit empfinden.
Einen Patienten sterben zu lassen, kann auch den Angehörigen gegenüber Barmherzigkeit bedeuten. Anzusehen, wie ein Mensch, zerquält von Schmerzen und Angst, langsam an Körper und Seele zerbricht oder in einem stupiden Zustand weiterlebt, der nichts mehr erkennen läßt von dem, was früher einmal seine ganz persönliche Wesensart war, ist für viele der nächsten Angehörigen schwerer, als den Menschen durch den Tod zu verlieren.
Wir haben nicht die Mittel und Möglichkeiten, allen Menschen das Leben zu erhalten. Ziehen wir für ein bestimmtes Gebiet der Krankenpflege zu große Hilfsquellen heran, können wir zwar dort Leben retten, zugleich aber entstehen Mängel und Verlust an Leben an anderer Stelle. So wird es immer gewisse Opfer geben, ob wir es offen bekennen wollen oder nicht. Warum sollte also nicht ein Patient sterben dürfen, der es selbst will oder von dem man sehr wahrscheinlich annehmen kann, daß es sein Wunsch ist?
Auch der Arzt müßte frei in seinen Entscheidungen sein. Solange nahezu jede Form der Euthanasie im Prinzip als kriminell angesehen wird, ist der Arzt nicht ermächtigt, dem Patienten die Hilfe zu geben, die er für richtig hält.
Es ist, als verlange ein primitives Gesetz die Anwendung aller neuen Behandlungsmethoden, die gefunden oder entdeckt werden, und als müsse der Mensch unter allen Umständen am Leben erhalten werden. Das Leben an sich, den Körper, die Organe und Zellen, können wir in immer stärkerem

und erschreckendem Umfang aufrechterhalten. Mehr denn je müssen wir heute versuchen, dazu beizutragen, daß jedem Menschen ein würdiger Lebensabschluß ermöglicht wird, daß er seine letzten Stunden nicht von der Angst verdunkelt verbringen muß, er werde für den Bedarf der Transplantationschirurgie präpariert, zu einem lebendigen Toten.
Wir müssen uns also besinnen auf unsere Pflicht, unsere Patienten würdig sterben zu lassen, wenn ihre Zeit gekommen ist. Wir müssen uns besinnen auf unsere Pflicht, nicht immer Leben zu erhalten. Wenn wir jemandem das Leben retten, müssen wir uns fragen, welcher Art dieses Leben ist, für das wir ihn gerettet haben, und ob es wahrscheinlich ist, daß er für dieses Leben gerettet werden wollte.

Professor Ingemar Hedenius hat stets die These vertreten, daß der Arzt – sofern es sich um kranke und sterbende Patienten handelt – sich die Frage stellen müßte: »Wie würde ich für mich selbst in dieser Situation entscheiden? Wie wollte ich behandelt werden, wenn ich todkrank darniederliege?«
Der Arzt muß sich allezeit in den Zustand des Patienten hineindenken, meint Hedenius, er kann zum Vorteil des Patienten die »egozentrische Methode« anwenden, die ihn überlegen läßt, was er im eigensten Interesse tun würde, und dann feststellen: »So würde ich entscheiden, und es ist anzunehmen, daß mein Patient ebenso entscheidet.«
Ingemar Hedenius beschreibt diese ungewöhnliche Verhaltensweise in seinem Buch *Die unmoralische Anständigkeit* in dem Kapitel über Sterbehilfe.
Auch die Ärzte werden eines Tages Patienten und Sterbende sein, und es ist absolut denkbar, so meint Hedenius, daß sie grübeln und überlegen werden wie jeder andere Sterbliche, nämlich etwa so:

1. Ich will lieber sterben, als ohne jede Hoffnung auf ein menschenwürdiges Dasein unerträgliche Schmerzen erleiden oder ein hilfloses Wrack werden.
2. Ich will lieber sterben, als unter sinnlosen Qualen einen Platz in einem Krankenhaus beanspruchen, wenn andere vielleicht die Gesundheit wiedererlangen könnten, wenn sie an meiner Stelle wären.
3. Ich will lieber sterben, als daß meine Angehörigen mir den Tod wünschen (Oh, wenn er doch bald erlöst würde) und mich nur als bedauernswertes Wrack in Erinnerung behalten.

In seinem Essay über Sterbehilfe beschreibt Hedenius seine Angst vor einer Zukunftsvision, mit Hilfe der ärztlichen Wissenschaft und unzähligen technischen Finessen am Leben ge-

halten zu werden. »Ein halbwaches, künstlich betriebenes Leben« fürchtet er sehr. Er schreibt:
»Oder noch Schlimmeres: Das virtuose Können, geschädigte Menschen wieder zusammenzuflicken und in das sogenannte Leben zu entlassen – Blinde oder Taube, mit schwerwiegenden Persönlichkeitsveränderungen, Schwachsinnige oder Bewegungsunfähige. Viele Menschen können sich solche Zukunftsbilder nicht ohne Entsetzen vorstellen. Im Vergleich damit ist der Tod (in der Bedeutung, tot zu sein) geradezu wunderbar.«
Hedenius teilt mit Blomquist die Ansicht, Sterbehilfe müsse bewilligt werden, wenn der Patient sie ausdrücklich begehrt und die Prognose »nach Wissen und bewährter Erfahrung« besagt, daß für den Patienten keinerlei Hoffnung mehr besteht.
In dem Buch *In eigener und anderer Sache* legt Ingemar Hedenius in voller Offenheit seine Einstellung zur Sterbehilfe dar. »Wenn mich ein unheilbares Leiden befallen sollte, will ich nicht unnötig gequält werden. Ich verbitte mir jegliche Behandlung und aufwendige Operationen oder sogenannte lebenserhaltende Betreuung, wie sie Gustav VI. Adolf, Franco und viele andere bekamen. Ich wünsche mir nur eines: Ausreichend schmerzstillende Mittel, so daß ich den Qualen entfliehen und bald einschlafen kann. Dann ist zum Glück alles vorbei.«
Zum Selbstmord hat Ingemar Hedenius im Laufe der Jahre viele tief menschlich empfundene Worte gesagt und geschrieben.
Der Mensch verfügt über sein Leben, niemand sollte ihn daran hindern, wenn er sich das Leben nehmen will aus der Erkenntnis, daß ihm ein Weiterleben unmöglich ist.
Mit mehr selbstverständlicher Klarheit als Ingemar Hedenius kann man es nicht formulieren ... Er befürwortet die Einrichtung von Selbstmörder-Kliniken, um diesen »Unglücklichsten von allen« zu helfen.
Es gibt mehrere Gründe für das Errichten von Selbstmörderkliniken: Die sich das Leben nehmen wollen, brauchen nicht mehr davonzuschleichen oder unbekannten Ortes zu verschwinden, um nicht zu früh gefunden zu werden. Sie brauchen es auch nicht auf unschöne, üble Art zu tun, brauchen sich nicht zu erhängen oder aus einem Hochhaus in die Tiefe zu stürzen. Auch das Risiko, wieder ins Leben zurückgeholt zu werden, falls sie doch entdeckt werden – ehe die Schlaftabletten gewirkt haben – entfällt.
Es gibt aber noch einen anderen wichtigen Grund, führt Hedenius aus, nämlich, daß man doch einen Teil der nicht

»unbedingt notwendigen« Selbstmorde verhindern könnte. In solch einer Klinik müßte sich jeder zunächst einer Untersuchung und einer Diskussion und Betreuung unterziehen. Vielleicht würde dadurch ein Teil dieser Menschen von sich aus wieder ins Leben zurückkehren.
Wichtig sei, daß das Personal einer Selbstmörder-Klinik sich zum Ziel setzt, daß einzig und allein »nur der Patient, der das Weiterleben letzten Endes doch für besser hält, vom Selbstmord abgehalten werden darf«. Das freie Verfügungsrecht über sein Leben und seinen Tod darf dem Hilfesuchenden nicht genommen werden.
Ein dritter Grund für die Errichtung der Selbstmörderkliniken ist, daß der Mensch allein durch ihre Existenz den Freitod etwas toleranter, menschlicher und barmherziger sehen könnte.
Ingemar Hedenius ist gegen Bevormundung und Vorurteile. Ich finde, aus seiner Stellungnahme spricht wahrer Respekt für die Unantastbarkeit des Individuums. Unsere Gesellschaft brauchte mehr Menschen mit solcher Toleranz, Besonnenheit und Menschenkenntnis. Leider aber scheinen immer mehr Ärzte Vormund-Allüren anzunehmen. Der Arzt weiß am besten, was der Patient wünscht und braucht. Aber die Wünsche des Patienten sollten dem Arzt Gebot sein. Doch davon sind wir weit entfernt.
In der Doktorarbeit des Psychiaters Loma Feigenberg, *Endstation Dauerpflege (Terminal vård)* ist eine starke Ablehnung der Sterbehilfe zu verspüren. Seine Auffassung ist: Ein Sterbender brauche keine Sterbehilfe, er brauche Trost, Verständnis und menschliche Nähe. Die Anwesenheit eines Psychiaters sei die beste Hilfe, meint Loma Feigenberg, und er nennt unter den speziellen Indikationen, die einen erfahrenen Therapeuten unentbehrlich machen, auch »die Forderung der Kranken nach Sterbehilfe«.
Wenn ein schwer leidender, todkranker Mensch um Hilfe bittet, damit er rasch und barmherzig sterben kann, »verordnet« man ihm einen Psychiater. Ich finde diese Einstellung erschreckend, sie zeigt deutlich die absolut bevormundende Verhaltensweise der Krankenhäuser.
Ich möchte nicht ein jahrelanges Sterben durchmachen. Ich wünsche keine Trostworte eines Psychiaters an meinem Ohr. Ich wünsche nicht, zum Weiterleben überredet zu werden. Ich möchte Sterbehilfe empfangen, gegeben von einer liebevollen, verständnisvollen Hand.

Einige Fakten zur Debatte über Sterbehilfe

Die Debatte über Sterbehilfe flammte 1973 heftig auf und hat, im ganzen gesehen, seitdem nicht mehr ausgesetzt. Es ist nicht übertrieben zu behaupten, daß die Aktionsgruppe *Recht auf unseren Tod,* die im Herbst 1973 gebildet wurde, in hohem Grad dazu beigetragen hat.

Fragen über passive und aktive Euthanasie haben mit Recht großes Aufsehen erregt*. So wurde 1974 in einem Antrag an den Reichstag von Mårten Werner, Malmö, hervorgehoben, daß die hoch entwickelten medizinisch-technischen Methoden den Schwerkranken unnötiges Leiden bringen. Zu den Menschenrechten gehöre auch die Möglichkeit, lebenserhaltende Behandlungen abzulehnen, zum Beispiel bei schweren Gehirnschäden, wonach ein lebenswertes Dasein für den Menschen wahrscheinlich ausgeschlossen ist. Der Antragsteller war der Ansicht, daß die Ärzte berechtigt sein müßten, eine im voraus niedergeschriebene Willensäußerung des Patienten, ein sogenanntes Testament, zu respektieren. Mårten Werner verlangte die notwendigen Erörterungen und Beschlüsse zu dieser Frage.

Es folgte eine intensive Debatte im Reichstag. Der Antrag wurde an den Justizminister verwiesen, an den Reichsankläger, das *Svea Hovrätt,* an die Sozialbehörden, das Domkapitel Uppsala und Domkapitel Stockholm, an die Juristischen Fakultäten der Stockholmer Universität und an den Ärzteverband Schwedens. Der Reichsankläger und Stockholms Domkapitel sprachen sich gegen den Antrag aus, während die übrigen Prüfungs-Instanzen ihn befürworteten.

In den verschiedenen Gutachten wurde hervorgehoben, daß der Patient selbst bestimmen müsse, ob eine Behandlung gegeben werden soll oder nicht (Domkapitel Uppsala), daß eine breitangelegte Analyse über die Probleme der lebenserhaltenden Maßnahmen erarbeitet werden müsse und ebenso

* Unter aktiver Sterbehilfe (Euthanasie) versteht man Handlungen oder Behandlungen, die das Leben eines Menschen beenden.
Mit passiver Sterbehilfe ist das Abbrechen lebensrettender oder lebenserhaltender Handlungen oder Behandlungen oder das Unterlassen solcher gemeint.

die juristischen Aspekte genau zu untersuchen seien (Ärzteverband Schweden), daß, mit Rücksicht auf das starke Allgemeininteresse, ein Ausschuß dazu Stellung nehmen solle, ob der Patient das Recht habe, lebenserhaltende Behandlungen abzulehnen, und ob es eines Gesetzeserlasses über die Berechtigung des Arztes, eine solche Behandlung zu unterlassen oder abzubrechen, bedarf (Juristische Fakultät der Universität Stockholm).

Der Sozialausschuß schlug dem Reichstag vor, der Königlichen Majestät die Entscheidung zu überlassen, ob über die »Krankenpflege im letzten Lebensabschnitt« eine Untersuchung stattfinden solle (1974). Leider aber verlangte dieser Ausschuß keine eigene Gesetzgebung zur Frage der passiven Euthanasie und stellte sich auch nicht hinter den Vorschlag des Antragstellers, nach dem der Arzt das Recht haben sollte, eine im voraus ausgefertigte schriftliche Willenserklärung zu respektieren.

Später aber – anläßlich der Deklaration des Europarates über die Rechte der Kranken und Sterbenden und der Empfehlung, die Testamentsfrage zu klären – hat der Sozialausschuß des Reichstages seine Meinung geändert.

Der staatliche Ausschuß über »Krankenpflege im letzten Lebensabschnitt«, der jetzt unter Führung von Generaldirektor Bror Rexed arbeitet, hat demnach vom Sozialausschuß des Reichstags neue »Direktiven« bekommen (1976/77). Der Sozialausschuß ist der Ansicht, daß aus Anlaß des vom Europarat-Ministerkomitee an die einzelnen Länder ergangenen Aufrufs in besonderen Untersuchungsausschüssen die Frage der schriftlichen Erklärungen zu überprüfen sei, »es nach Meinung des Ausschusses offenkundig scheine, daß im Hinblick auf die ständige Debatte auf diesem Gebiet für die Krankenpflege im letzten Lebensabschnitt eine nähere Betrachtung der vom Antragsteller aufgeworfenen Frage notwendig werde.« (Gemeint ist die Erörterung des Testaments.)

Die Deklaration des Europarates vom Januar 1976 über die Rechte der Kranken und Sterbenden ist sehr wichtig. Die Angehörigen des Rates fordern außerdem eine Klärung der Testamentsfrage, effektive Schmerzlinderung für die Kranken, und sie bezweifeln heftig die medizinische Überlebenstechnik, die bewirkt, daß unheilbar Kranke und alte Menschen künstlich am Leben gehalten werden.

Über diese Deklaration schrieb Clarence Blomquist, daß sie

»das Wichtigste sei, das in Europa in der modernen Zeit auf dem Gebiet der medizinischen Ethik getan wurde«. *(Nordisk Medicin,* Nr. 3/76)
Die Sterbehilfe wird heute in weiten Teilen der Welt diskutiert. Verbände, die das Recht auf Sterbehilfe fordern, das Recht, sich einem langwierigen, leidvollen Sterben zu entziehen, das Recht, von lebenserhaltender Behandlung Abstand zu nehmen, haben sich in mehreren Ländern gebildet, außer in Schweden auch in USA, England, Kanada, Japan, Australien, Holland, Dänemark, Norwegen. Einige dieser Gruppen setzen sich für aktive Euthanasie ein (Holland, England und Australien), die meisten aber für passive Sterbehilfe.
Im August 1976 fand in Tokio ein internationaler Kongreß statt. Die Abgeordneten betonten: »Die traditionell-dogmatische Lehre vom Tod ist das ernsteste Hindernis bei unserem Bemühen, die freiwillige Euthanasie durchzusetzen.«
Die Delegationen wiesen darauf hin, daß man sich trotz der unterschiedlichen Ansichten zur Frage der Sterbehilfe doch für das Gemeinsame zusammenschließen und darum kämpfen solle, dem sogenannten Testament gesetzliche Gültigkeit zu geben.
Ein ausgezeichneter und aufklärender Beitrag zur Testamentsfrage und deren juristische Aspekte brachte ein Artikel in *Politiken* am 28. Mai 1976 von Professor Alf Ross, einem international anerkannten Rechtswissenschaftler. Alf Ross meint, da ein Patient gesetzlich das Recht habe, sich einer Krankenhauspflege, Eingriffen und Behandlungen verschiedener Art zu entziehen (dazu gehören zum Beispiel Respirator, Elektro-Schock, Bluttransfusion), müßte der Patient auch im voraus ein Testament aufsetzen dürfen, das als bindend anzusehen sei, worin er sich diese Behandlungsmethoden verbittet. Dieses Testament müßte schon jetzt als juristisch gültiges Dokument gelten, besondere Gesetzesparagraphen wären nicht notwendig.
Die Entwicklung schreitet nur langsam voran, die Sterbehilfe wird noch leidenschaftlich abgelehnt. Aber es gibt doch positive und hoffnungsvolle Anzeichen. In Kalifornien, USA, trat im Januar 1977 ein neues Gesetz in Kraft, das dem Erwachsenen das Recht zuspricht, mit schriftlicher Erklärung die Ärzte zu beauftragen, bei hoffnungslosen Fällen lebenserhaltende Maßnahmen zu verhindern oder einzustellen. Das neue Gesetz läßt aktive Euthanasie nicht zu, zeigt aber doch Ärzten und Kran-

kenhauspersonal einen Weg, den Wünschen des Patienten nachzukommen, ohne eine Anklage zu riskieren.
In der Debatte um die Sterbehilfe melden sich Ärzte leider nur sehr selten zum Wort. Das Thema erscheint zu heiß, zu gefährlich. Doch es gibt Ausnahmen, es gibt Ärzte, die bekennen, daß sie Euthanasie geleistet haben.
Doktor Urs Haemmerli aus der Schweiz gab vor einigen Jahren ganz öffentlich zu, daß er persönlich bei sehr alten und schwerkranken Patienten von lebenserhaltenden Behandlungen Abstand genommen habe. »Es ist nicht die vornehmste Pflicht des Arztes, Leben zu erhalten«, erklärte er. Er wurde verhaftet und angeklagt, die ärztliche Approbation wurde ihm entzogen. Aber nach Berichten ist er nicht nur völlig rehabilitiert, sondern außerdem als Experte für Fragen der Sterbehilfe in den Europarat gerufen worden.
Professor Björn Ibsen, Kopenhagen, berichtete vor einigen Jahren im dänischen Rundfunk, daß er hoffnungslosen Fällen unter seinen Patienten, für die er nichts anderes mehr tun konnte, »Morphium und ein ruhiges Zimmer« geben ließ. Professor Ibsen findet es unbarmherzig, Patienten nach schweren Operationen wieder aufwachen zu lassen, nur, um sich ihrer furchtbaren Lage bewußt zu werden. Aus der ganzen Welt schrieb man Dankbriefe an ihn, aber der Juristenverband in Dänemark wollte ihn anklagen. Die dänischen Sozialbehörden erklärten später, seine Handlung habe weder dem Gesetz noch dem Ethos des Arztes widersprochen.
Der Bezirksarzt Ragnar Toss, Torshälla, Schweden, trat am 6. Oktober 1977 im Schwedischen Fernsehen auf und erzählte, daß er einem Menschen mittels Schlaftabletten geholfen habe zu sterben. Nach der Tat meldete er sich selbst bei dem verantwortlichen Beamten der Sozialbehörde und beim Ärzteverband. Dr. Toss schrieb schon 1974 in der Ärztezeitung über das Recht des Patienten, »eine Spritze zu bekommen und sanft zu entschlafen«, wenn Krankheit und Schmerz unerträglich geworden seien. In der *Ärztezeitung* Nr. 32/77 schrieb Dr. Toss über das Recht des Arztes, Menschen, die nicht mehr die Kraft zum Leben haben, Sterbehilfe zu leisten. Er führte aus:
»Einige geeignet zusammengesetzte Tabletten, die ein ruhiges und definitives Einschlafen ermöglichen, müßten als eventuelle Alternative legalisiert werden.«
Warum gibt es so wenige Ärzte, die sich klar und deutlich zur Sterbehilfe aussprechen? Wollen sie es nicht, daß geplagte

Kranke Sterbehilfe empfangen? Fehlt ihnen der Mut, es selbst zu tun? Fürchten die Ärzte Fragen, die Leben und Tod angehen? Wollen sie selbst einen langen und leidensreichen Todeskampf durchstehen?

Es ist wohl eine Tatsache, daß kein Mensch eines sich lang hinziehenden Todes sterben will. Nach der Fernsehsendung *Offener Abend*, in der Dr. Toss auftrat, wurde die Aktionsgruppe *Recht auf unseren Tod* von Menschen, die ein Testament machen wollten, telefonisch belagert. Mehr als hundert Testamentsformulare wurden täglich versandt. Das deutet wohl darauf hin, daß die Menschen Anspruch auf Sterbehilfe erheben.

Alle Reformen vollziehen sich langsam. Es wird Jahre dauern, Änderungen in Gesetz und Praxis zu erreichen. Aber schließlich werden wir zu einer humaneren und besseren Krankenpflege kommen, zu einer barmherzigeren und natürlicheren Einstellung dem Tode und den Sterbenden gegenüber. Das ist meine Überzeugung.

Aktionsgruppe »Recht auf unseren Tod«

Im Juni 1973 schrieb ich einen Artikel in *Dagens Nyheter* über Sterben und Sterbehilfe (wiedergegeben im Kapitel »Recht auf unseren Tod«). Ich schilderte, wie meine Mutter an Krebs litt und schließlich starb. Ich hatte es intensiv miterlebt. Wir müssen das Recht haben, unseren Tod selbst zu bestimmen, war das Thema dieses Artikels, der für mehrere Monate eine lebhafte Debatte auf der Kulturseite von *DN* veranlaßte und an der Ärzte, Krankenpfleger und viele andere Interessierte teilnahmen. Im September brachte ich in einem weiteren Artikel in *Dagens Nyheter* den Vorschlag, nach amerikanischem Vorbild eine Aktionsgruppe zu bilden, um auf diesem Wege den Kampf um das Recht auf unseren Tod fortzusetzen.

Ich fand große Zustimmung. Im Oktober 1973 gründeten wir die Aktionsgruppe *Recht auf unseren Tod.* Im Februar 1974 hatten wir unser erstes Jahrestreffen, dem eine große Debatte im Alten Reichstagsgebäude vor einem vollbesetzten Auditorium vorangegangen war. Der Saal konnte nicht alle Interessierten fassen. An der Debatte beteiligten sich Professor Ingemar Hedenius, Oberarzt Clarence Blomquist, Professor Hans Thornstedt, Bischof Ingemar Ström, Pflegehelferin Britta Stenwall und ich.

Nun hat die Aktionsgruppe bereits über vier Jahre lang gearbeitet, und das allgemeine Interesse ist ständig im Wachsen. Vier Jahre lang kamen täglich telefonische Anfragen, haben Menschen schriftlich unser sogenanntes Testament angefordert, wonach man lebenserhaltende Behandlungen ablehnen, volle Schmerzlinderung aber fordern kann, wenn man schwer krank ist oder im Sterben liegt, in hoffnungslosen Fällen sogar Sterbehilfe fordern kann.

In Tausenden von Briefen und persönlichen Berichten haben die Menschen bekräftigt, daß sie die technisierte Krankenpflege fürchten. Auf erträgliche Art zu sterben, ja, ganz einfach sterben dürfen, ist heute kein selbstverständliches Recht mehr, sondern eine Gnade, um die man hart ringen muß. Die Menschen haben Angst, Opfer der herzlosen medizinischen Überlebenstechnik und der sie handhabenden Ärzte zu werden.

Wir bekommen viel Post von sehr einfachen Leuten. Sie alle haben Krankheit und Sterben naher Angehöriger oder Freunde mitansehen müssen. Sie sprechen voll Verzweiflung und Zorn von der oft qualvoll verlängerten Pflege und Betreuung, wenn schon alle Hoffnung auf Gesundung vergebens ist. Sie finden, das wesentliche Prinzip aller Krankenpflege, den Leidenden Linderung zu verschaffen, habe sich jetzt in das Gegenteil gewandelt. Die Betreuung und Pflege schafft Leiden und Terror. Leben zu retten, soll nicht bedeuten, um jeden beliebigen Preis Leben zu erhalten.

Eine Briefschreiberin erzählt von einer Kranken, die vor einigen Jahren das Zimmer mit ihr teilte. Diese Patientin habe neunzehn Jahre lang vollkommen gelähmt gelegen.

Sie war durch Tabletten ständig in Schlummer versetzt und immer nur kurze Stunden wach.

Ein Mann schreibt von einem guten Freund, der zuckerkrank, blind und an beiden Beinen amputiert ist. Er bettelt darum, sterben zu dürfen – aber er darf es nicht.

Ein fünfundsiebzig Jahre alter Mann erzählt von seiner hundertjährigen Schwiegermutter. Sie ist seit fünfzehn Jahren im Krankenhaus. Seit fünf Jahren ist sie völlig erloschen. Man kann sie nicht mehr besuchen.

Eine sechzigjährige Mutter berichtet von ihrem unfallverletzten Sohn, fünfundzwanzig Jahre alt. Der Fall wurde schon nach vierzehn Tagen als hoffnungslos beurteilt. Nun liegt er seit fünfzehn Monaten bewußtlos in der Klinik. Sein Leben wird mit Beatmungsgeräten und künstlicher Ernährung aufrechterhalten. Er wird dreimal in der Woche gebadet. Die Eltern sind zusammengebrochen, sie haben ihr Haus verkauft, die Mutter wohnt in einem Einzimmerappartement in der Nähe des Krankenhauses, um ihren Sohn täglich vier bis fünf Stunden besuchen zu können. Der Vater lebt auf dem Lande, er erträgt es nicht, den Sohn zu sehen.

Viele Zeugenaussagen kommen aus den Reihen des Pflegepersonals, vor allem von den Krankenhaushelfern. Britta Stenwall, die im Östersunds Lazarett arbeitet, hat während vieler Jahre sehr mutige Beiträge zur Debatte über Sterbehilfe geliefert. Sie hat über ihre Patienten in Artikeln zur Debatte berichtet und klar Stellung genommen: Wir haben kein Recht, Menschen zu sinnlosem Leiden zu zwingen. Wenn keine Hoffnung mehr besteht und wenn der Kranke es selbst wünscht, muß er Sterbehilfe bekommen.

In der Zeitung *Der Kommunalarbeiter,* Nr. 16/77, schrieb die Schwesternhelferin Gertrud Modesta einen Artikel, der großen Widerhall fand. Sie hat neunzehn Jahre Krankenhausdienst hinter sich, sie weiß, was sie sagt. Sie beschreibt die Nonchalance des Pflegepersonals, wenn es gilt, schwer Leidenden und Sterbenden Schmerzlinderung zu geben. »Gewisse Krankenschwestern weigern sich, den Patienten die Schmerztabletten zu geben, die sie brauchen und um die sie bitten, oder die Schmerzlinderung, die sie für ihre schweren Anfälle haben müssen... Wie viele Schreie mußte ich zwangsläufig während meiner neunzehnjährigen Tätigkeit im Krankenhaus mitanhören, Schreie, die mich verfolgten, wenn ich schlafen wollte.«
Dr. David Hummel, vierundachtzig, als Arzt legendär geworden als Begleiter von Sven Hedin und Hanna Rydh auf ihren Expeditionen nach Asien und Indien, ist einer der vielen, die der Ansicht sind, der Mensch habe das Recht, seinen Tod selbst zu bestimmen. In einem Brief an die Aktionsgruppe schrieb er: »Die Zeit müßte nun reif geworden sein für eine andere Einstellung zum Tod. Damit will ich sagen: Wir müssen es dem einzelnen selbst überlassen, ob und wann er sterben will.«
Dr. Hummel erzählte, er habe zwei alternative Todesanzeigen vorbereitet, die er bei dem Feuerbestattungsinstitut abgegeben hat, das später seine Verbrennung übernehmen wird. Der eine Vorschlag gilt, wenn er eines natürlichen Todes gestorben ist, der andere, falls er selbst seinen Tod herbeigeführt, seinen Abgang in eigene Hände genommen hätte.
Vorschlag Nr. 2 lautet: »Mit dem Recht, das der alternde Mensch im vollen Besitze seiner geistigen Fähigkeiten beanspruchen kann, ist der ehemalige Provinzialarzt David Hummel gestorben. Die Feuerbestattung findet statt am...«
Dr. Hummel ist der Ansicht, es sei sein Recht, über seinen Tod zu bestimmen, »den Geschehnissen voraus zu sein und sich selbst das Leben zu nehmen«. Wenn ein Mensch schwer, unheilbar erkrankt ist und sehr viel leidet, muß er sterben dürfen. Ob ein Mensch Sterbehilfe bekommen darf, könnte ein Gremium ethisch einwandfreier, von den Sozialämtern ausgesuchter Ärzte beschließen. Solche Ausschüsse müßten in sämtlichen Krankenhäusern des Landes amtieren, befindet Dr. David Hummel.
Alle Briefe an die Aktionsgruppe *Recht auf unseren Tod* drücken ihre Befriedigung über unsere Initiative aus. Alle Briefe haben denselben Inhalt: »Danke, daß endlich die Initia-

tive ergriffen wurde. Wie haben wir uns zu verhalten, um der zwangsweisen Betreuung in den Dauerpflegestationen zu entgehen, wo der unausweichliche Tod mit Hilfe von Wissenschaft und Technik so lange wie möglich hinausgezögert wird?«
Während der vier Jahre unserer Arbeit habe ich viele erschütternde Berichte über Unmenschlichkeit, Grausamkeit und großes Leiden hören müssen. Die Opfer der Folterungen in den Gefängnissen der Diktaturen tauchen unwillkürlich in der Erinnerung auf. Dieser Tage erzählte eine Frau von einem Verwandten, der in Hungerstreik getreten war, um damit zum Ausdruck zu bringen, daß er nicht mehr länger leben will. Er ist sechzig, hatte zweimal Blutungen im Gehirn, die letzte bekam er während einer Ferienreise nach Mallorca. Er wurde gleich dort in ein Krankenhaus gebracht, doch konnten die eingetretenen Lähmungen nicht behoben werden. Nun liegt er in der Pflegestation einer Stockholmer Klinik, total gelähmt, und hat auch die Sprache verloren. Er kann es nicht mit Worten sagen, daß er sterben will, daß er keinerlei lebenserhaltende Behandlung wünscht.
Er kann nicht mehr sprechen, aber er verweigert das Essen, um seinem Wunsch Ausdruck zu verleihen. Aber die Ärzte wollen den Sinn des Hungerstreiks nicht erkennen, sie haben ihn wieder an den Schlauch gehängt, ganz gegen seinen Willen und gegen den Willen seiner Ehefrau. Sie steht ihrem Mann bei, sie weiß, daß er nicht mehr leben will.

Eine Frau meinte, man bekomme kein Morphium, nicht einmal wenn man todkrank ist und schon im Sterben liegt, jedoch gebe es glücklicherweise auch menschliche Ärzte, die es wagen, dem Leiden und Leben eines Patienten durch eine Morphiumspritze ein Ende zu bereiten.
Die Frau erklärte sich bereit, über die letzten Tage ihres Mannes zu berichten. Aber den Namen des Arztes wollte sie nicht angeben, damit nicht »ein so gerechter und menschlicher Arzt festgenommen werde«.
Sie erzählte: »Mein Mann hatte schon viereinhalb Jahre vor seinem Tod Lungenkrebs, aber er konnte – nach seinen eigenen Angaben – ganz erträglich damit leben, dank der Mittel Iscador und THX. Schließlich wurde es aber doch so schlimm, daß er ins Krankenhaus gebracht werden mußte. Seine größte Angst war, einen Erstickungstod erleiden zu müssen, denn er bekam rasch aufeinanderfolgende Anfälle. Er bat um Morphium. Doch der

Abteilungsarzt hatte stets nur eine Antwort: ›Ich wage es nicht.‹ Meine Tochter war einmal dabei, und wir kämpften beide darum, daß mein Mann Morphium bekommen solle. Ich erklärte: ›Geben Sie es mir, lassen Sie es mich tun, ich nehme Gefängnishaft auf mich, aber so kann es nicht weitergehen.‹
Aber nein, mein Mann bekam nicht einmal eine normale Dosis Morphium. Dagegen erklärte der Abteilungsarzt, ich selbst könne ja den Sauerstoffapparat abstellen, sobald er die Klinik verlassen habe. Welch furchtbarer Gedanke! Dann wäre mein Mann an Ersticken gestorben.
Die Anfälle folgten immer schneller und schneller aufeinander und hielten länger an. Einmal mußte er den Anfall eine Stunde und zwanzig Minuten lang ertragen. Es war grauenhaft. Da telefonierte ich mit dem Arzt, der meinen Mann während der ganzen Dauer der Krankheit betreut hatte und den wir beide hoch schätzten. Ich sagte: »Sie haben so oft über die Werte unseres Lebens gesprochen. Nun müssen Sie meinem Mann helfen, den Wert des Todes zu empfangen. Sie müssen kommen, es geht nicht mehr. Er leidet so furchtbar, wir alle können nicht mehr.«
Er kam und gab meinem Mann eine Morphiumspritze. »Danke, es müßte mehr solche Ärzte geben«, war alles, was ich sagen konnte.
Mein Mann hatte einen leichten Tod. Ich saß bei ihm und hielt seine Hand. Wir empfanden beide tiefe Dankbarkeit.
Daß er so lange sinnlos leiden mußte, kann ich niemals verzeihen und niemals vergessen.«

So könnte ich noch manchen langen Bericht geben von den furchtbaren Erlebnissen der Patienten durch einen unbarmherzigen, inhumanen Pflegevollzug und von der berechtigten Angst der Menschen vor einer Krankenhauspflege, die sehr oft Methoden anwendet, die reine Torturen sind und die Menschen hindert zu sterben.
Die Tatsache, daß es die Aktionsgruppe *Recht auf unseren Tod* gibt, daß sie mit mehr und mehr Erfolg arbeitet, beweist, daß in unserer Gesellschaft bei der Behandlung Kranker und Sterbender grundlegende Fehler gemacht werden.
Wir brauchen eine Organisation, um den selbstverständlichen Anspruch des Menschen, persönlich seinen Tod bestimmen zu dürfen, voranzutreiben. Die Aktionsgruppe setzt sich dafür ein, juristische Anerkennung für das sogenannte Testament zu

erreichen. Käme ich in die Lage, nicht reden, mich nicht mitteilen zu können, dann müßte ein persönlich verfaßtes Testament in Kraft treten können. Es geht um meinen Tod, meinen höchst persönlichen Tod, und mein Verlangen danach müßte respektiert werden.
Die Menschenrechte waren der Ausgangspunkt von Alva Myrdals Rede bei dem Jahrestreffen der Aktionsgruppe am 13. Mai 1977. Sie sagte:
»Wir merken ein deutliches Anwachsen des Respekts vor den Menschenrechten und damit vor einem von mir stets als unantastbar empfundenen Anspruch, nämlich, selbst die Stunde des Abschieds vom Leben bestimmen zu dürfen, wenn es nicht mehr lebenswert ist. Es wäre am besten, diesen letzten Willen schriftlich niederzulegen, um die Ärzte und Angehörigen von der Verantwortung zu entbinden.
Die Ergebnisse der Forschung auf dem Gebiet der Medizin dürften nicht zur Verlängerung des Sterbens mißbraucht werden. Vielmehr sollten neugewonnene Erkenntnisse helfen, im letzten Lebensabschnitt den Prozeß des Sterbens zu erleichtern, nicht zuletzt durch großzügiges Handhaben schmerzstillender Mittel, auch wenn dies ein rascheres Überschreiten der Grenze zwischen Leben und Tod mit sich brächte.«

Muster des »Testaments«

Name Adresse Telefon

An die Ärzte, Krankenschwestern und Pfleger, an alles übrige Pflegepersonal – an meine engsten Angehörigen (Familie und Freunde)
Sollte ich einen Unfall erleiden oder unheilbar krank oder senil werden, so daß ich mit der Umwelt nicht mehr direkten Kontakt aufnehmen kann, dann laßt diese Erklärung als meinen wichtigsten, letzten Willen gelten: Gibt es keine Hoffnung auf Wiederherstellung meiner Gesundheit, verlange ich sterben zu dürfen und nicht künstlich am Leben gehalten zu werden, sei es durch Medikamente, Behandlungen oder größere operative Eingriffe, künstliche Beatmung (Respirator), künstliche Ernährung, Antibiotika etc. Ich akzeptiere den Tod, aber ich akzeptiere nicht die Verletzung und Kränkung meiner Person, wie es der Zerfall, die vollkommene Abhängigkeit von anderen

und schweres Leiden mit sich bringt. Ich empfinde in solcher Lage lebenserhaltende Betreuung als unbarmherzig und jeder humanen Einstellung widerstrebend. Mein fester Wille ist daher, daß man mich sterben lasse und all die schmerzstillenden Mittel verabreiche, die zur Verfügung stehen. Ich betrachte schwere Gehirnverletzungen als Grund zum Abbrechen der Behandlung.
Ich weiß, daß dieses Formular juristisch nicht bindend ist, hoffe aber, daß alle, die mich betreuen, es respektieren werden. Diesen Antrag habe ich im vollen Besitz meiner geistigen Kräfte unterzeichnet.

Mein Bevollmächtigter: Name:
Adresse:

Datum/Unterschrift

Als Zeuge:
Name:
Adresse:

Als Zeuge:
Name:
Adresse:

Dieses Formular ist ein Vorschlag. Ergänzungen und Streichungen können vorgenommen werden. Es sollte im Beisein der Zeugen unterschrieben werden (nicht Anverwandte) und an die Ärzte, die Klinik (Poliklinik etc.) und ebenso den Familienangehörigen oder anderen Nahestehenden, ebenso dem Rechtsanwalt (als juristischem Bevollmächtigten) übergeben werden.
Das Formular sollte man gemeinsam mit dem Krankenversicherungsschein bei sich tragen.
Dies ist das »Testament« der Aktionsgruppe. Viele, viele haben es schon unterschrieben, aber wir brauchen noch mehr. Nur eine starke und entschlossene Meinungsfront kann Einfluß auf die Gesetzesgebung nehmen und damit auch auf die Praxis des Lebens.

Der Kölner Richter Wilhelm Uhlenbruck hat ebenfalls ein solches Patienten-Testament ausgearbeitet, das gegenwärtig in Deutschland von Juristen, Medizinern, Theologen und auch in der Öffentlichkeit diskutiert wird.

Schmerzlinderung

Auf Schmerzlinderung im weitesten Umfang müßte jeder Mensch das Recht haben, wenn er unheilbar krank ist oder im Sterben liegt. Es müßte für die Pflegeanstalten eine Selbstverständlichkeit sein, aber das ist es nicht. Die Ärzte haben Angst, Morphium zu geben, da es den Tod beschleunigen kann, und gerade das verbieten unsere Gesetze. Und nach wie vor hält man an dem verrückten Grundsatz fest: Wir können es nicht verantworten, wenn unsere Patienten süchtig werden.

In Loma Feigenbergs Abhandlung über »letzte Pflege« (terminal vård) schreibt er über einen Vierzigjährigen, der schwer an Lungenkrebs litt und neben anderen Beschwerden starke Skelettschmerzen hatte. Er bekam Cortison, Amfetamin und andere Medikamente. Über seinen Tod berichtet Feigenberg: »Er starb dann sehr bald, leider unter heftigen Schmerzen, und hatte einen schweren Todeskampf, da der diensttuende Arzt es nicht wagte, die Morphiumdosis zu erhöhen.«

Dies geschah im »Radiumhemmet«, in einem Krankenhaus, wo man über effektive Schmerzlinderung aufs beste informiert sein müßte, da gerade die Krebspatienten meist unter schweren Schmerzen zu leiden haben. Unzureichende Kenntnisse über Schmerzlinderung scheinen bei manchen Ärzten mitzuspielen; auf internationaler Ebene durchgeführte Untersuchungen weisen nach, daß die Patienten vollkommen sinnlos leiden. Aus meiner Sicht ist es verbrecherisch, unheilbar Kranke und Sterbende einer solchen Behandlung auszusetzen. Hier müßte der Gesetzesparagraph über verbrecherische Mißhandlung von Menschen in Kraft treten.

Bei einer Podiumsdiskussion über »letzte Pflege«, die der Reichssprecher des Ärzteverbandes im November 1973 eröffnete, wurden auch die Fragen der Schmerzlinderung erläutert. Psychiater Björn-Erik Roos sagte in seiner einleitenden Ansprache: »Wir vergessen oft, daß wir alle sterben müssen. Wir alle fürchten den Tod, haben Angst vor zermürbenden Schmerzen, fürchten, völlig verlassen zu werden. Dieses Symposium soll untersuchen, wie wir behandelt werden wollen, wenn wir im Sterben liegen.«

Björn-Erik Roos erzählte von dem St. Christopher Krankenhaus an der Stadtgrenze von London – diese weltberühmte Klinik, die Krebs-Patienten im letzten Stadium aufnimmt – und bezeichnete seinen Besuch dort als »das größte Erlebnis meines Lebens«.

»Diese Krebspatienten, die nur noch wenige Wochen zu leben haben, bekommen dort eine perfekte Schmerzlinderung«, berichtete Björn-Erik Roos. »Nach einigen Tagen Behandlung mit ganz speziell zusammengesetzten Mitteln bleiben die Patienten völlig schmerzfrei und bekommen weiterhin weniger als die Hälfte der Dosis der ersten Tage.«

Wie kommt man zu so hervorragenden Erfolgen? Professor Roos erzählte, daß die Schmerzlinderung in exakten Intervallen verabreicht werde, unabhängig davon, ob es notwendig ist, unabhängig davon, ob der Patient im Augenblick Schmerzen hat oder nicht. Eben diese exakte Kontinuität ist das Entscheidende und bewirkt das Verschwinden der Schmerzen.

Im St. Christopher Hospital werden Mittel angewandt, die Heroin und Morphium enthalten, zudem nervenberuhigende und antidepressive Medikamente.

Björn-Erik Roos findet es empörend, daß die Krankenhäuser das beste schmerzlindernde Mittel, das es überhaupt gibt, Heroin, nicht verwenden dürfen – auf Grund des Gesetzes über illegalen Rauschgiftmißbrauch. Er verfügte, man möge Forschungsaufträge für die Erstellung besserer schmerzstillender Mittel vergeben. Ebenso ist er für die Einrichtung besonderer Abteilungen für unheilbar Kranke und Sterbende, wo perfekte Schmerzlinderung gegeben werden könnte.

Feigenberg schreibt in seinem Buch *Sterben auf der Pflegestation*, daß die Schmerzlinderung nach wie vor in erschrekkend schlechter Weise gehandhabt werde. Er befürwortet, nach dem Muster des St. Christopher Hospitals die Kontinuität bei der Verabreichung von Spritzen zu beachten, man dürfe niemals mit der nächsten Spritze warten, bis die Schmerzen wieder eingesetzt haben. Er schreibt: »Nichts ist für die Patienten quälender und erniedrigender, als ständig um Schmerzlinderung bitten zu müssen, und nichts wirkt vernichtender auf den Seelenzustand des einzelnen Menschen als schwere Schmerzen.«

Dozent Jörgen Malmquist im Allgemeinen Krankenhaus in Malmö leitete im Frühjahr 1973 einen Fortbildungskurs für »letzte Pflege«. Über Schmerzlinderung führte er aus: »Das

Sterben muß keinesfalls immer mit Schmerzen verbunden sein. Aber es kann es sein, es können Schmerzen, Atemnot und Angst die letzten Tage und Stunden zur Qual machen. Eine Regel, die immer Gültigkeit hat, heißt: Können wir nicht heilen, so müssen wir doch unser bestes tun, um zu lindern. Morphium und ähnliche Medikamente sind meist am geeignetsten. Aber auch hierbei kann sich trotz allem medizinischen Perfektionismus ein Fehler einschleichen: Morphium setzt die Atemkraft herab und verschlechtert daher in diesem Sinne manchmal auffällig den Zustand des Patienten. Das Wissen um diese Nebenwirkung kann dazu führen, daß manche Patienten zu wenig Morphium bekommen oder sogar keines.«
Es wurde festgestellt, daß siebzig bis achtzig Prozent aller Krebskranken unter schweren Schmerzen leiden. In einem Artikel in der *Ärztezeitung* Nr. 52/69, »Zeit zu sterben«, hat die Krankenhaus-Geistliche Astrid Andersson von einem Besuch im St. Christopher Hospital berichtet und von ihrem Zusammentreffen mit Dr. Sicely Saunders und deren Einstellung zur Schmerzlinderung.
Man muß lernen, Schmerzen richtig zu behandeln, sagt Dr. Saunders. Zweierlei ist wesentlich: Jede Medizin soll regelmäßig gegeben werden, ohne daß der Patient darum bitten muß – sonst wird er sich jedesmal seiner Abhängigkeit von dem Medikament und der Person, die es reichen kann, bewußt.
»Die Unabhängigkeit des Menschen, seine Integrität und Identität müssen bis zur letzten Stunde gewahrt werden, dies ist die Einstellung des St. Christopher Hospitals zu seinen Patienten.«
Die inhumane Behandlung leidender Mitmenschen in den Pflegeheimen bringt das Buch *Gespräch im Angesicht des Todes* von Elisabeth Kübler-Ross geradezu umwerfend zum Ausdruck. Der Mensch in seiner schwersten Stunde, unheilbar krank und sterbend, wird zum Objekt für kränkende Behandlung und perfekte Macht.

Ich zitiere einen Abschnitt, ein Interview mit einer fünfundvierzigjährigen krebskranken Frau:
Patientin: ... Ich will nicht sterben. Ich liebe das Leben. Ich habe schon ein paarmal panikartige Angstzustände bekommen, wenn niemand in der Nähe war und ich glaubte, niemand würde kommen. Ich meine vor allem, wenn ich unablässig starke Schmerzen habe ... Oft denke ich, wenn ich verbluten würde

oder einen plötzlichen Schock erlitte, dann würden mich wohl die Putzfrauen finden, nicht aber jemand vom Pflegepersonal. Denn die kommen nur herein, verabreichen die Pillen, ... und ich bekomme ja nur zweimal am Tag eine Pille, wenn ich nicht selbst um schmerzstillende Tabletten bitte...
Doktor: Wie wirkt das alles auf Sie?
Patientin: Nun, es geht, außer die paar Male, als ich sehr große Schmerzen hatte und nicht selbst aufstehen konnte und niemand bereit war, sich um mich zu kümmern... und es ist schon mehrmals vorgekommen, daß niemand kam, wenn ich läutete... Hier in der Klinik ist ja festgelegt, daß man nach drei Uhr nachmittags kein Schlafmittel mehr bekommt. Für *die* bedeuten Vorschriften mehr als ein paar Stunden Schlaf, die der Patient zusätzlich hätte. Wenn der Arzt ein halbes Kodein jede vierte Stunde verschreibt, kann man nicht die kleinste zusätzliche Dosis bekommen. Ich meine damit, der Gedanke, daß man innerhalb von vier Stunden nichts bekommen kann, egal, was passiert...
Doktor: Sind es die Schmerzen, die Ihnen am meisten zu schaffen machen?
Patientin: Ja, das ist das Schlimmste... und ich empöre mich gegen den Gedanken, daß man versucht, einen Medikamentenmißbrauch zu verhindern, wenn die Patienten doch gar nicht mehr lange genug zu leben haben, um richtig abhängig zu werden. Es gibt eine Krankenschwester, die sogar die Spritze hinter ihrem Rücken versteckt, nur um erst den Patienten zu überreden, darauf zu verzichten. Und dies bis zum letzten Augenblick, verstehen Sie? Sie lebt in der Angst, sie könnte jemand rauschgiftsüchtig machen. Aber die Patienten leben ja gar nicht lange genug... Sie haben doch wahrhaftig ein Recht darauf, man kann ja nicht essen, nicht schlafen, man existiert eben nur, wenn man so furchtbare Schmerzen hat. Durch eine Spritze entspannt man sich zumindest, man lebt wieder, man kann sich an etwas freuen, man redet wieder. Man *lebt.* Aber der andere Zustand – man wartet nur verzweifelt, daß irgend jemand barmherzig sein und einem Linderung schenken werde.

Klingt diese Schilderung nicht absolut unzeitgemäß, könnte es sich dabei nicht um Krankenpflege im Mittelalter handeln? Aber wir wollen die Wahrheit erkennen: Das Pflegepersonal von heute ist auf dem Gebiet der Schmerzlinderung sehr

schlecht ausgebildet. Auch die Angst, durch zuviel Morphium den Tod eines Patienten zu verursachen, spielt irgendwie mit.
Ich möchte noch einmal kurz das St. Christopher Hospital erwähnen – als sehr brauchbares Modell. Dort gibt es keine lebenserhaltenden Behandlungen. Keine technischen Apparaturen, kein künstlich gehaltenes Leben. Infusionen, Ernährung mittels Sonde, Antibiotika, Herzmedizinen oder andere Medikamente, wovon die schwedische Krankenpflege ein absolutes Übermaß verwendet, gibt es dort überhaupt nicht. Nur Schmerzlinderung, Morphium und Heroin, und das unbegrenzt. Es gibt nur ein heiliges Gesetz: Du sollst die Qualen deines Mitmenschen lindern und ihm die warmherzige Pflege angedeihen lassen, die er braucht, und ihm helfen zu sterben.
In der Frage der aktiven und passiven Sterbehilfe gelten in den zivilisierten Ländern die gleichen Gesetze. Ist es nicht eine Form von Euthanasie, die man im St. Christopher Hospital ausübt? Daß der Tod durch Morphium und Heroin beschleunigt wird, ist völlig klar.
Aber die englischen Gesetzgeber haben allem Anschein nach nichts dagegen einzuwenden. Das Pflegepersonal im Hospital wird nicht verdächtigt, gesetzeswidrige Handlungen zu begehen.
In Schweden wagen die Ärzte nicht einmal einem Sterbenden Morphium zu geben, um nicht die Anklage, am Tode eines anderen Menschen schuldig zu sein, zu riskieren.
Nachdem aber die Gesetze zur Sterbehilfe in ihrem Inhalt von Land zu Land gleich sind, könnte jede schwedische Klinik ihr St. Christopher Hospital haben.
Wenn solche Sterbehilfe in dem Londoner Krankenhaus gegeben werden darf, müßte sie auch, beispielsweise, in der Südklinik Stockholms möglich sein.
Eine im Oktober 1977 erschienene Kritik an dem noch immer gültigen Verbot der Sozialbehörden, in den Krankenhäusern für sterbende Patienten Narkotika anzusetzen, beleuchtet noch eindringlicher die Frage der Schmerzlinderung. »Die Überlegung, daß ein alter, sterbender Mensch rauschgiftsüchtig und abhängig werden könnte, ist absurd und dem Sterbenden gegenüber nicht angebracht. Man kann für solche Verordnungen überhaupt kein Verständnis mehr aufbringen«, schreibt der Kritiker.
Soweit von Dr. Margit Nordlander, Heilmittelabteilung im Gesundheitsamt, festgestellt wurde, existiert ein solches Ver-

bot überhaupt nicht. Der Kritiker müsse einem Mißverständnis unterlegen sein. Ganz im Gegenteil seien die Sozialämter der Überzeugung, es dürfe unheilbar Kranken und Sterbenden Schmerzlinderung ohne Einschränkung gegeben werden. Beim pharmazeutischen Jahreskongreß im Oktober 1977 wurde dies auch innerhalb einer Diskussion mit Ärzten des Radium-Heimes, der Dauerpflege und anderen zuständigen Stellen festgelegt.
Selbstverständlich liegt es nun bei den Sozialbehörden, mit breitgefächertem Informations- und Aufklärungsmaterial über Sterbehilfe an die Ärzte heranzutreten. Die Ärzte müssen klare Anweisungen bekommen: Morphium darf ohne Einschränkungen gegeben werden, auch wenn der Tod dadurch rascher eintreten sollte.

Die Beschleunigung des Todes ist auch eine Form von Sterbehilfe. Es bedeutet, daß Ärzte durch größere und wiederholt verabreichte Dosen Morphium das Sterben beschleunigen, wenn sie es als unabänderlich oder unmittelbar bevorstehend beurteilen. Der Arzt muß das Mittel so zuteilen, daß der Patient schneller das Bewußtsein verliert und eher stirbt als bei normalem Ablauf.
Eine ganze Dosis auf einmal zu geben – aktive Euthanasie –, ist natürlich nach dem Gesetz ein Verbrechen. Aber ist es denn auch gesetzeswidrig, den Rest des kläglichen, qualvollen Lebens zu verkürzen? Riskieren die Ärzte auch hierbei eine Anklage?
»Ja, nach den heute gültigen Gesetzen können Ärzte des Mordes angeklagt werden, aber es ist nicht gerechtfertigt«, stellt Regierungsrat Bertil Wennergren fest.
Anläßlich eines Interviews im Dezember 1977 bat ich Bertil Wennergren, diesen Fragenkomplex näher zu kommentieren.
»Unsere Gesetze müssen geändert werden und zulassen, daß hohe Dosen schmerzstillender Mittel verabreicht werden, falls der Patient sie braucht, auch wenn dabei das Risiko eingeschlossen ist, daß man den Tod beschleunigt, auch wenn vorauszusehen ist, daß der Patient stirbt. Stellt der Arzt nach von Wissenschaft und Praxis anerkannten gültigen Regeln und Erkenntnissen der ärztlichen Kunst fest, daß der Patient eine große Dosis eines schmerzstillenden Medikaments braucht, muß er dies auch verabreichen dürfen«, erklärt Bertil Wennergren. »Es ist wahrscheinlich, daß durch immer größere Dosen

schmerzstillender Mittel, die in immer rascherer Folge gegeben werden, das Leben des Patienten verkürzt wird. Dieses Risiko zu tragen, müßte der Arzt ermächtigt sein, wenn die Schmerzen des Patienten so ungeheuerlich sind, daß immer mehr Linderung erreicht werden muß, wie sie zum Beispiel nur Morphium verschafft. Dann muß der Arzt es verordnen dürfen. Mancher Patient wird so starke Dosen brauchen, daß er wahrscheinlich daran sterben wird. Aber der tiefere Sinn war ja, dem Patienten das Leiden zu ersparen, nicht, ihn zu töten.
Wenn ein frühzeitiger Tod einzutreten droht, ist dies eine Nebenwirkung, die in seine Erwägungen mit einzubeziehen der Arzt berechtigt sein muß, die aber niemals bei der Beurteilung des Falles ausschlaggebend sein darf. Der Arzt sollte also nicht daran gehindert werden, seinem Patienten unsinniges Leiden zu ersparen.«
Bertil Wennergren ist also der Ansicht, der Arzt müsse eine Dosis schmerzstillender Mittel geben können, auch wenn sie tödlich wäre – wenn es die einzige Möglichkeit ist, die unerträglichen Schmerzen des Patienten zu lindern. Dafür muß gesetzliche Straffreiheit gewährt werden.
Bertil Wennergren gibt für einen solchen Paragraphen folgenden Textvorschlag:
»Hat jemand einem anderen, der ihn darum gebeten hat, ein schmerzstillendes Mittel verabreicht, um seine Qualen zu lindern, und stirbt der Betroffene daran, darf der Täter auf keinen Fall bestraft werden.«

Gesetz und Ethik

Verbrechen und Strafe werden vom juristischen und vom ethischen Standpunkt aus unterschiedlich beurteilt. Aktive Sterbehilfe ist nach dem Gesetz Mord. Vertritt man aber den moralphilosophischen Standpunkt, kann es das Gegenteil sein, nämlich eine gute Tat, wenn man einem Schwerleidenden, der den Wunsch hat, zu sterben, hilft. Das Gesetz zu mißachten, ist strafbar, sagen die Juristen, im Gegensatz zu den Humanisten, die der Ansicht sind, dies sei im höchsten Grad zu loben, sofern das Gesetz schlecht und inhuman ist und einer Erneuerung bedarf.

Von diesen beiden Gesichtspunkten aus bringen wir zwei Interviews über aktive und passive Sterbehilfe, Selbstmord und Beihilfe zum Selbstmord, gesehen aus strafrechtlicher und aus ethischer Perspektive. Beide Interviews fanden im November 1977 bei einer persönlichen Begegnung statt.

Hans Thornstedt ist Professor für Strafrecht, Ingemar Hedenius Professor für praktische Philosophie.

PROFESSOR HANS THORNSTEDT: Aktive Sterbehilfe ist nach dem Gesetz Mord. Sofern es sich um passive Euthanasie handelt, ist die Rechtslage nicht ganz eindeutig. Ein Aussetzen der medizinischen Behandlung mit Todesfolge kann als Verbrechen unter Anklage gestellt werden. Das *Unterlassen* einer bestimmten medizinischen Versorgung, was zu einem schnelleren Tod des Patienten führt, ist vermutlich gesetzlich nicht anfechtbar, wohl aber von den ethischen Prinzipien des Ärztestandes, die das Leben zu retten dem Arzt zur Pflicht machen.

Selbstmord wird nicht als kriminelle Handlung angesehen, und es fällt auch nicht unter Mithilfe zum Selbstmord, wenn ein Arzt einem Patienten ein Schlafmittel verschreibt. Aktive Mitwirkung bei Selbstmord, das heißt *Tötung auf Verlangen*, ist nach dem Gesetz Mord oder Totschlag, jedenfalls eine unter Anklage zu stellende Handlung.

Hans Thornstedt, Professor für Strafrecht an der Stockholmer Universität, erklärt im folgenden diese zum Teil sehr schwieri-

gen Fragen. Juristisch gesehen ist es manchmal ein sehr schweres Problem, die Grenzen genau abzustecken, und zwar deshalb, weil uns die Gesetzgeber in so vielen Punkten ganz einfach im Stich gelassen haben.
Hans Thornstedt betont den Unterschied zwischen dem *Unterlassen* und dem *Abbrechen einer Behandlung*. Nach den Sozialgesetzen hat der Arzt das Recht, eine Behandlung zu unterlassen, wenn er sie als aussichtslos ansieht. Ernsthafte Schwierigkeiten entstehen erst, wenn es um ein Abbrechen der Behandlung geht. Gewiß ist dies nicht aktiver Euthanasie gleichzustellen, aber wenn es den Tod des Patienten zur Folge hat, riskiert der Arzt eine Anklage.
Ich erzählte Hans Thornstedt von den Patienten, die ich in der Intensivstation einer Dauerpflegeanstalt gesehen habe. Über zehn Jahre lang lagen sie in tiefer Bewußtlosigkeit und werden trotzdem täglich mehrmals mittels Sonde ernährt, um »zu überleben«. Wenn ein Arzt solche künstliche Ernährung absetzen läßt und der Patient dann stirbt, wie würde das Gesetz diese Handlung beurteilen? Unsere Sozialämter haben festgestellt, daß der Arzt nicht verpflichtet ist, Behandlungen »ad absurdum« zu geben. Ist die künstliche Ernährung bewußtloser Patienten, die mit Sicherheit nicht mehr aufwachen werden, nicht eine »Betreuung in absurdum«?

HANS THORNSTEDT: Es ist außerordentlich schwierig zu sagen, wie das Gesetz hier entscheiden würde. Es ist möglich, daß ein Gericht diese Handlung als entschuldbar oder berechtigt ansieht, aber man kann den Ausgang nicht mit Sicherheit voraussagen. Wir hatten vor einer Reihe von Jahren diesen »Kiruna-Fall«; ein Arzt setzte die subkutane Tropfinfusion ab, und kurz darauf starb der Patient. Dazu urteilte die untere Instanz, daß »die Weiterführung der Behandlung weder medizinisch noch menschlich zum Erfolg geführt hätte« – wie sie sich ausdrückten: Es sei also demnach keine strafbare Handlung gewesen. Der Ankläger beim Reichsgericht erhob zwar keinen Einwand zu diesem Gerichtsbeschluß, erklärte aber, ihn nicht billigen zu können. Seit damals hatten wir keinen ähnlichen Fall. Entstünde aber einer, so ist durchaus anzunehmen, daß das zuständige Gericht ein ähnliches Urteil fällen würde wie das in Kiruna. Das Oberste Reichsgericht gab allerdings niemals seinen Standpunkt bekannt. Wir haben es hier also mit einer Art freier Rechtsfindung an Hand des Gesetzes zu tun; mit Sicherheit

aber vorauszusagen, wie weit die Gerichte diese freie Rechtssprechung zulassen können, ist nicht möglich.
Über das Recht des Arztes, eine Behandlung auszusetzen, wird gerade jetzt an Hand der staatlichen Erhebungen über »Krankenpflege im letzten Lebensabschnitt« diskutiert. Es geht um die Frage, für wie bald ein bevorstehender Tod zu erwarten ist, welcher Wahrscheinlichkeits- und Wahrheitsgrad für das Ableben eines Patienten in der nächsten Zeit gegeben ist. Die Sozialbehörden können bis zu einem gewissen Grad die Ärzte beraten, und wir haben Anlaß zu glauben, daß die Gerichte den Rat dieser Ämter berücksichtigen, wenn er wohl erwogen ist. Will man aber in diesen Fragen wirklich sicher gehen, sollte man sich eine absolut klare Gesetzgebung durch Reichstagsbeschluß beschaffen.
Wir greifen ein Beispiel zur Diskussion heraus: Ein Verkehrsopfer wird in bewußtlosem Zustand in ein Krankenhaus eingeliefert. Der Arzt läßt den Patienten künstlich beatmen, in der Hoffnung, daß die Bewußtlosigkeit überwunden und der Patient wiederhergestellt werden kann. Aber nach ein paar Wochen merkt er, daß das Gehirn des Patienten schwer geschädigt wurde und daß er nie mehr aufwachen wird. Nun ist es ein Risiko für den Arzt, das Beatmungsgerät abzustellen. Wenn der Patient daraufhin stirbt, kann der Arzt einer strafbaren Handlung bezichtigt werden und riskiert eine Anklage. Solch ein Risiko will kaum ein Arzt auf sich nehmen, auch wenn man mit Sicherheit einen Freispruch erwarten kann.

Zur Frage des Selbstmordes und der Hilfe zum Selbstmord gibt Hans Thornstedt folgende Erklärungen:
Selbstmord ist kein Verbrechen, und daher kann auch niemand wegen Mithilfe bei einem Verbrechen bestraft werden. Hat sich ein Mensch selbst das Leben genommen, ist kein Verbrechen verübt worden, und hat ihm ein anderer dabei geholfen, so war er keinesfalls Mitschuldiger an einem Verbrechen; er bleibt daher straffrei. Die Jurisdiktion unterscheidet zwischen dem Täter und dem Beteiligten, und darauf baut diese Entscheidung auf. Täter ist im Prinzip derjenige, der eine Handlung vollbringt, die zum Exodus eines Menschen führt. Mithelfer, Beteiligter ist, wer durch Beschaffung von Hilfsmitteln, Medizinen, Gift usw. und auch durch Ratschläge, wie der Selbstmörder vorgehen soll, mitgewirkt hat. Die eigentliche zum Tode führende Handlung hat er aber nicht begangen, er hat nur dem

anderen geholfen, sich das Leben zu nehmen. Demnach hat er kein Verbrechen begangen, weil der Hauptbeteiligte ja auch kein Verbrechen beging, denn Selbstmord wird nicht als kriminelles Vergehen angesehen.
Wenn aber dagegen jemand einem anderen auf Begehren eine Injektion verabreicht, dann wird derjenige, der die Injektion vornimmt, zum Handelnden und ist dadurch der Täter. Und dadurch begeht er – prinzipiell gesehen – Mord oder Totschlag. In gewisser Weise kann er behaupten, dem anderen nur geholfen und auf ausdrücklichen Wunsch des Betreffenden gehandelt zu haben, aber rechtlich gesehen ist er der Täter und daher strafbar.

Ich frage, ob ein sogenannter Barmherzigkeitsmord nicht generell anklagefrei bleiben sollte, wenn man auf ausdrücklichen Wunsch die Sterbehilfe leistet.

HANS THORNSTEDT: Nein, davon kann man nicht ausgehen. Aber während der Vorarbeiten zur Gesetzesbildung im Jahre 1962 wurde die Regelung von Straffreiheit oder Strafminderung bei Tötung im gegenseitigen Einverständnis vorgeschlagen. Bei der Diskussion dieser Frage kam man zu dem Schluß, aktive Euthanasie unter keinen Umständen zuzulassen, auch nicht, wenn die betreffende Person klar und deutlich ihren Wunsch zu sterben zum Ausdruck brachte, auch nicht bei eindeutiger schriftlicher Erklärung, oder bei eindeutiger Zeugenaussage: Auch dann kann auf das geltende Recht kein Einfluß genommen werden. Nach dem Gesetz wird verurteilt, wer Mord oder Totschlag begangen hat. Man kann unter Berücksichtigung der gegebenen Umstände dem Strafvollzug entgehen, trotzdem wird man wegen dieses Verbrechens verurteilt.

Hans Thornstedt meint, die Gesetzgebung könnte natürlich geändert werden und Tötung in bestimmten Situationen zugelassen werden. Doch wird dies schwer zu erreichen sein, da es innerhalb unserer Gesellschaft sehr unterschiedliche Bewertungen gibt und die Politiker dieses Problem allem Anschein nach nicht einmal diskutieren wollen. Viele sind auch der Ansicht, daß die zur Verhinderung von Mißbrauch notwendigen Methoden – die Berufung eines Komitees von Experten, die zu befinden hätten, ob die fragliche Person sterben darf – nicht erfreulich seien.

Wenn man Reformen allzu schnell vorantreiben will, riskiere man immer einen Rückschlag. Was unsere Ärzte heute fürchten, sagt Hans Thornstedt, ist, daß das Vertrauen der Öffentlichkeit in die Krankenpflege erschüttert wird, daß die Leute allmählich sagen könnten, das Krankenhaus sei der Ort, wo man Menschen zu Tode bringt. Die Ärzte wollen ganz vorsichtig und langsam weitergehen.
Abschließend sagt Hans Thornstedt: »Ich glaube, daß man mit der Zeit dahin kommen kann, die aktive Euthanasie innerhalb unserer Gesetzgebung zu akzeptieren, aber nur unter der Voraussetzung, daß die Politiker es für zulässig halten und daß es in Übereinstimmung mit der Mehrzahl der Bevölkerung gewünscht wird.«

PROFESSOR INGEMAR HEDENIUS: Denken Sie an folgendes: Ich grabe eine Grube, damit ein anderer hineinfallen und darin umkommen soll, oder ich lege eine Bombe, damit ein anderer dagegen tritt und in die Luft gesprengt wird, oder ich stelle einen Teller mit giftigen Pillen bereit, damit jemand davon ißt, im Glauben, es seien Leckereien. Das alles fällt unter Mord.
Aber es ist keinesfalls als Mord anzusehen, wenn ich eine große Dose Schlaftabletten hinlege, damit einer die Möglichkeit hat, die Pillen zu nehmen und zu sterben, wenn der Betreffende weiß, daß es sich dabei um Gift handelt, und wenn er sterben *will.*
Eine Parallele zwischen diesen beiden Fällen ist dadurch gegeben, daß ich durch eine Art passiven Verhaltens den Tod eines anderen Menschen verursacht habe. Ich habe ihn im eigentlichen Sinn getötet, denn, hätte ich diese vorbereitenden Handlungen nicht vollzogen, die Grube, die Bombe, die Pillen nicht vorbereitet, dann wäre dieser Mensch nicht gestorben.
Der wichtige Unterschied zwischen beiden Fällen ist in ethischer Betrachtung natürlich der, daß im ersten Fall eine böse Absicht besteht, im zweiten aber nicht. Bei meinem Tun mit der Grube, der Bombe und den Gifttabletten besteht eine böse Absicht, während es im zweiten Falle ganz im Gegenteil eine gute, sogar im höchsten Grade lobenswerte Absicht sein kann, indem sie Barmherzigkeit beweist.
Wir sollten diese Überlegungen noch ein wenig weiterführen. Wir können den Fall, daß ich für einen Lebensmüden Tabletten hinstelle, damit er sich das Leben nehmen kann, mit einem anderen Fall vergleichen: Der Lebensmüde ist gelähmt; auf

seinen Wunsch füttere ich ihn mit den Tabletten und reiche ihm ein Glas Wasser, damit er sie schlucken kann. Vergleichen wir nun diesen Fall mit dem vorhergehenden! In dem einen vollbringe ich eine gute und daher voll zulässige Handlung, das ist durchaus einleuchtend, und natürlich vollbringe ich eine ebenso gute und vielleicht noch bessere Tat, indem ich dem Unglücklichen aktiv helfe, seine Absicht auszuführen, was er auf Grund seiner Behinderung nicht allein konnte.

Aber im Gegensatz zu der ersten Handlung ist die zweite juristisch unzulässig und muß vielleicht als Mord angesehen und demnach unter Anklage gestellt werden. Für Menschen mit einigermaßen aufgeklärtem Gewissen ist solche Rechtssprechung ohne Zweifel absurd.

Von Schuld sollte freigesprochen werden, wer einem Lebensmüden hilft, indem er ihm Tabletten gibt, die er nicht selbst zu sich nehmen könnte, oder wer eine Spritze gibt, mit der der Betreffende sein Leben beenden will, die er sich aber nicht selbst verabreichen kann. Meine Sterbehilfe kann auch ganz berechtigt sein, wenn der hoffnungslos Lebensmüde es als unbehaglich empfindet, sich selbst zu spritzen, und lieber möchte, daß es ein anderer tut.

Laßt uns doch dies alles aus der Perspektive des Lebensmüden betrachten. Er oder sie hat meine Hand, anstelle der eigenen, etwas tun lassen. Das ist alles. Manchmal kann es auch damit zusammenhängen, daß ein leidender Mensch in der Stunde des Todes nach menschlichem Kontakt verlangt, nicht ganz allein sein will mit den Pillen oder der Spritze. In ethischer Hinsicht gibt es hier keinen Unterschied, außer dem einen, daß der helfende Mensch zusätzlich eine gute Tat vollbringt.

Ganz unsinnig ist auch der Gedanke, es widerspreche dem Ethos des Arztberufes, schmerzstillende Mittel in so großen Mengen zu verschreiben, daß Schmerzen und Ängste wirklich aufhören und für die hoffnungslos leidenden und schwerkranken Patienten das Sterben verkürzt wird. Das ärztliche Ethos verlangt keineswegs, daß die Ärzte unter allen Umständen das Leben kranker Menschen erhalten sollen. Eine der wesentlichsten Forderungen ist dagegen, so stark wie möglich auf das Wohl der Leidenden zu achten. Zum Glück handelt auch ein Teil der Ärzte im Sinne dieser ethischen Erkenntnis – und eben – so kann man auch sehr wohl eine begonnene lebenserhaltende Behandlung abbrechen, die für den Patienten nur Leiden bedeutete. Wenn es nicht getan wird, dann kann der Anlaß dazu nur etwas sein, was verboten werden sollte: nämlich, daß eine hilflose und zugleich unbarmherzige Rechtsprechung dazwischentritt und uns davon abhält.

Ingemar Hedenius hat allezeit betont, daß die Ethik über der Jurisdiktion zu stehen habe. Ethische Gesichtspunkte sollten in Fragen der Sterbehilfe maßgebend sein, nicht juristische. Aber wir wissen, daß auch Ärzte normale und manchmal recht ängstliche Menschen sind, und sie wollen nicht riskieren, sich strafbar zu machen, weil sie einem Menschen das Sterben erleichtert haben. Wäre es daher nicht besser, man käme zu einer klaren Gesetzgebung, die (unter gewissen Voraussetzungen) die Sterbehilfe gestattet?
Ingemar Hedenius sagte: »Es ist eine Tatsache, daß die Angst der Ärzte vor der Polizei und dem Kläger auf diesem Gebiet übertrieben ist, wenn man es milde ausdrücken will. Eine tragbare Lösung, ein gangbarer Weg könnte eher durch mutigen Einsatz der Sozialämter gefunden werden, unterstützt von stärker ethisch orientierten Schöffen im Ärzteverband. Diese Instanzen sollten klar darlegen, daß es angebracht und richtig ist, lebenserhaltende Behandlungen abzubrechen, wenn sie nicht mehr im Interesse des Patienten vorgenommen werden, und daß man den Tod eher durch schmerzstillende Mittel beschleunigen als den Sterbenden länger leiden lassen sollte. Das würde eine klare Stellungnahme bedeuten und festlegen, daß aktive Sterbehilfe nicht nur zuzulassen ist, sondern auch absolut wünschenswert sein kann.«
Ingemar Hedenius gibt zu, daß wir trotz allem wohl eine gesetzliche Regelung dieser Frage brauchen. Gerade das Verhalten der Sozialbehörden ist das stärkste Argument für eine Gesetzgebung. Wenn es um die formelle Rechtssprechung geht, die niemals mit mehr Hochachtung behandelt werden sollte als sie verdient, ist man in diesen Stellen zu nachgiebig. Würden die Gesetze geändert, dann würden auch die Sozialbehörden und ebenso die Ärzte mehr Rückgrat zeigen.
Über moralische Heuchelei ist Ingemar Hedenius ebenso verärgert wie über das inkonsequente Verhalten in juristischem Zusammenhang.
»Nehmen Sie nur einmal die Frage der körperlichen Mißhandlung«, sagt er. »Die Amputation von Körperteilen ist an und für sich als sehr schwere Mißhandlung anzusehen. Und es gibt keinen Paragraphen, der besagt, daß grobe Mißhandlung, auch

bei Einverständnis des Mißhandelten, nicht strafbar sei, zudem wird bei chirurgischen Operationen keinerlei Unterschied gemacht. Aber gegen Mißhandlung in Form von Amputation von Körperteilen wird natürlich niemals Anklage erhoben, und das beruht auf einem Prinzip: Chirurgische Eingriffe durch Amputationen sind von der Gesellschaft akzeptiert und gehören zur allgemeinen Krankenpflege.
In gleicher Weise beurteilte man früher das Boxen. Boxen ist schwere Mißhandlung, die von dem Mißhandelten genehmigt wird. Sie kann Gehirnerschütterung und manchmal Invalidität zur Folge haben. Aber bevor das professionelle Boxen verboten wurde, war es von der Gesellschaft akzeptiert. Ebenso wichtig wäre es, über die Fragen der Sterbehilfe zu diskutieren. Es ist skandalös, daß unheilbar kranke Menschen, die sterben wollen, darunter zu leiden haben, daß man sich in den zentralen Krankenpflegeorganisationen nicht entschließen kann, aktive wie auch passive Sterbehilfe als zulässig zu erklären, zumal ihre Ausübung als ärztliches Können zu akzeptieren ist.«
Und wie sieht Ingemar Hedenius das Risiko des Mißbrauchs?
»Meist bekommt man das Argument zu hören, der Respekt vor dem Leben werde ernstlich gefährdet, wenn man aktive Sterbehilfe zuließe, man riskiere die Entwicklung einer unmenschlichen Gesellschaft. Das jedoch ist nicht anzunehmen. Ein solide ausgebildetes Ärztekorps läßt diese Gefahr kaum aufkommen. Wer behauptet, es bedeute Gleichgültigkeit dem Leben gegenüber, wenn man Menschen sterben läßt, die sterben wollen, hat nicht verstanden, worum es geht. Die Lebenswürde wird ja *verteidigt*, wenn man dem Schwerkranken und Sterbenden ein erniedrigendes und allzu furchtbares Leben ersparen will.«

»Ich verfluche dieses Leiden«

Ende Mai 1977 rief mich Sven-Erik Handberg an. Ich wußte nichts von ihm, kannte ihn nicht. Er sagte mir, daß in der Zeitung *Der Arbeiter* Nr. 10/77 unter dem Titel *Ich verfluche dieses Leiden* ein Interview mit ihm über Sterbehilfe veröffentlicht wurde. Er bat mich, diesen Artikel zu lesen und ihn dann anzurufen.

Er erwähnte noch, daß er völlig gelähmt und an seinen Rollstuhl gefesselt, lebensmüde und verzweifelt und vom Leben eigentlich regelrecht abgeschnitten sei.

Ich las den Artikel und erfuhr dadurch von einem ergreifenden Schicksal. Ein aktiver Journalist, dessen Arbeitsgebiet weltweit gespannt war und der sich besonders für humanitäre Lebenshilfe engagierte, unter anderem Lager für deutsche Flüchtlinge betreute, wurde von der furchtbaren Krankheit Multiple Sklerose (MS) heimgesucht und schließlich total gelähmt, so daß er seitdem weder arbeiten noch schreiben kann. In seinem Interview schildert Sven-Erik Handberg seine Krankheit und spricht von seiner Angst, am Ende in einer Dauerpflegeanstalt landen zu müssen, mit dem Risiko, dort jahrelang wie ein Wertpaket herumzuliegen. Er sagt: »Wenn die schwedischen Gesetze die Sterbehilfe zuließen, würde ich nicht zögern, davon Gebrauch zu machen. Ich habe keine Angst vor dem Tod, aber ich verfluche dieses Leiden, Tag um Tag erleben zu müssen, wie meine körperlichen Funktionen nachlassen.«

Ich rief ihn an und versicherte ihm, wie sehr ich ihn verstehe. Wir waren einer Meinung. Diese Art von Leben, die er jetzt durchlitt, wollte ich selbst auch nicht durchmachen. Wir beschlossen, uns kennenzulernen und miteinander zu sprechen. Er wohne in einem Center für Körperbehinderte, erzählte er, im Süden der Stadt, und er beschrieb mir, wie ich dahin kommen und ihn erreichen könnte. Er wollte dann die Tür seiner Wohnung offen lassen, ich brauchte nur einzutreten.

An einem schönen, sonnigen Nachmittag im Mai machte ich mich auf den Weg.

Seine Tür war nur angelehnt, als ich ankam, und ich betrat die Wohnung. Er saß im Rollstuhl neben seinem Schreibtisch, das

Gesicht zum Fenster gewendet. Er saß ganz unbeweglich da, wandte mir auch den Kopf nicht zu, seine Lähmungen machten es unmöglich. In der Zeitung in seinem Interview hatte man auch ein Foto von ihm gebracht, aber ich fand, er sah in Wirklichkeit ganz anders aus. Die Krankheit hatte ihm böse mitgespielt; sein Nacken, die Schultern und auch das Gesicht waren gleichsam aufgeschwollen, vielleicht von der Cortisonbehandlung, die Zähne waren schlecht und sein Blick hinter den Augengläsern getrübt und traurig. Ich drückte seine schlaffe Hand, zog mir einen Sessel heran und setzte mich ihm gegenüber.

Es war ein heißer Tag. Er leide sehr unter der Wärme, sagte er, und ich merkte, daß sein Gesicht von Schweiß glänzte. Wir sprachen eine Weile darüber, wie furchtbar es sei, den Sommer nur durch ein Fenster erleben zu können. Das helle Grün, die Sonne, die duftende Frühlingsluft, dies alles gab es für ihn nicht mehr. Er kam fast nie ins Freie, man hatte nicht genug Pfleger, und seine Freunde wollte er dafür nicht in Anspruch nehmen. In der Wohnung wurde es im Sommer unerträglich heiß, wie in einem Backofen, und er wünschte, es bliebe ihm erspart, noch einen Sommer hier erleben zu müssen.

Sein Zimmer war armselig und sehr einfach möbliert, ein schmales, auf- und abschwenkbares Bett, ein zweiter Rollstuhl, ein Tisch mit Medizinfläschchen und einer Menge Dosen, ein Stuhl, beladen mit Hygienewindeln und Urinbehältern, ein Schrank mit Schallplatten und Büchern, ein Schreibtisch, an den Wänden Poster. Und überall die notwendigen technischen Hilfsmittel, wahre Armaturenbretter mit Knöpfen und Kontakten für Telefon, Fernsehen, Radio, Lese- und Hängelampen, Blattumwender, Plattenspieler... Nur mit Hilfe dieser Knöpfe – an seinem Schreibtisch, an der Wand, neben seinem Bett, die er mit dem rechten Handgelenk noch drücken konnte, lebte er sein Leben.

Die schwere, abgestandene Luft, die man bei allen langjährigen Kranken spürt, stand wie eine Wand im Zimmer, noch verstärkt von der sommerlichen Hitze, die draußen herrschte.

Wir saßen uns gegenüber und redeten wie alte Freunde miteinander, obwohl wir uns kaum kannten. Wir sprachen vom Tod und von dem Recht zu sterben. Wir verstanden uns, wir hatten zum Leben wie zum Tod dieselbe Einstellung. Das Leben ist wunderbar, solange man gestalten, arbeiten, lieben kann. Wenn man das aber nicht mehr vermag, wenn man an Körper

und Seele krank ist, dann ist der Tod der einzige Trost und Ausweg.
Er habe nur mehr einen einzigen Wunsch, sagte er, und zwar seit vielen Jahren: sterben zu dürfen. Aus dem Leben zu gehen und nicht mehr über die Ungerechtigkeit dieses Daseins grübeln und vor dem Ende zittern müssen.
Das große Problem aber sei, fügte er hinzu, daß er nicht wisse, wie er es bewerkstelligen könnte. Er habe keine Tabletten – und wer würde ihm helfen wollen? Auch konnte er selbst nichts tun, seine Arme, auch seine Finger seien gelähmt. Würde ich...?
Ich sagte ihm ohne viel Umschweife, daß ich Tabletten besitze, Lanacrist, ein Digitalispräparat, das ich vor ein paar Monaten von einem Arzt bekommen hatte und bei mir daheim im Schreibtisch verwahre. Ich könnte ihm auch helfen, die Tabletten einzunehmen. Sein Tod würde leicht und rasch sein. Ärzte hatten mir erklärt, ein Digitalis-Tod sei ein barmherziger Tod, sei wie ein Schlaf.
Sven-Erik war sofort einverstanden. Aber er wollte, daß es vor Pfingsten geschehe, so schnell wie möglich sollte es sein, jeder einzelne Tag dieses Lebens sei eine Qual für ihn. Wir bestimmten den Tag und die Stunde. Zuerst aber wollte ich ein Interview mit ihm machen, in dem er klar und deutlich seine Ansichten zu den Fragen des Sterbens und der Sterbehilfe darlegen sollte und seinen Entschluß, aus diesem Leben zu gehen.
Sven-Erik war sehr gern dazu bereit. Als ich ihn das nächstemal besuchte, hatte ich, wie verabredet, ein Tonbandgerät mit.
Er berichtete mit großer Offenheit von seiner Krankheit und seiner Sehnsucht, endlich diesem Leiden entgehen zu dürfen. Er wolle sterben, das Leben sei nur mehr eine einzige, furchtbare Qual.

Interview mit Sven-Erik Handberg

Hier habe ich das Gespräch aufgezeichnet, das wir eine Woche vor seinem Tode miteinander führten:

BH: Wollen Sie bitte anfangs erklären, daß Ihr Entschluß feststeht, damit ich...

S-E: Ja, gewiß ... ich habe mich ja schon seit 1973 mit dem Gedanken befaßt, mir das Leben zu nehmen. Einen Selbstmordversuch unternahm ich 1974, damals mit Valium.

BH: Valium?

S-E: Ja, Sie haben richtig verstanden, aber mit Valium kann man nicht Selbstmord begehen, das hat sich erwiesen. Hätte man mir korrektere Angaben gemacht, hätte ich es mit Valium gar nicht erst versucht.

... Wirklich starke Schlafmittel kann man hier in Schweden nicht auftreiben ... eine Vergiftung durch Schlaftabletten ist auch nicht sicher, soviel hat sich gezeigt, man müßte sehr viele und sehr starke Tabletten nehmen. Hat man nur wenig Zeit zur Verfügung, beispielsweise nur eine Nacht, ist es nahezu unmöglich ...

BH: War es sehr schwer, nach solch einem Versuch aufzuwachen?

S-E: Ja, es war schwer. Man empfindet es als eine absolute Niederlage.

BH: Sie sagten mir, Sie hätten sich bemüht, Heroin oder etwas ähnliches zu beschaffen ...

S-E: Ja, aus Dänemark und auch aus Holland.

BH: Durch Freunde, die dorthin gefahren sind?

S-E: Ja, aber schließlich hat es doch keiner auf sich nehmen wollen – aber vielleicht hat das alles so sein müssen, man weiß ja nie, welche Qualität Heroin man bekommt. Außerdem hätte es ja injiziert werden müssen, und das hätte keiner fertiggebracht, auch wenn ich das Heroin beschafft hätte.

BH: Zu einer Behauptung möchte ich noch eine Frage stellen. Es heißt doch immer: Niemand hindert einen Menschen, sich das Leben zu nehmen, wenn er nicht länger leben will.

S-E: Ja, das ist sehr leicht gesagt ... aber es ist ja unmöglich, wenn man nicht einmal selbst einen Becher zum Mund führen kann ... sterben zu wollen ist doch ... ich habe Todessehnsucht, seit ich eine Zeitlang auf einer Dauerpflegestation lag, und die Autorin Anna-Karin Svendberg kann meine Sehnsucht zu sterben bestätigen. Wir haben sehr viel darüber gesprochen, denn sie ist Buddhistin, und der Buddhismus hat seine eigene Lehre über die Wiedergeburt. Sie sagt: Gut, nimm dir das Leben, aber du mußt damit rechnen, in demselben Zustand wiedergeboren zu werden, in dem du starbst.

BH: Wie gräßlich! Daran glaube ich nicht eine Sekunde. Ich glaube nur an die Worte: »Aus der Erde seid ihr gekommen, zur Erde sollt ihr zurückkehren.«

S-E: Ja, gewiß.

BH: In welchem Jahr wurden Sie in die Dauerpflegestation eingeliefert?

S-E: 1973.

BH: Sie sprachen von Todessehnsucht. Ist sie erst entstanden, nachdem Sie erkrankt sind?

S-E: Ja, erst durch die Krankheit. Als ich jung war, kannte ich keine Todessehnsucht und keine Todesangst. Ich lebte unter sehr besonderen Bedingungen in Berlin und in Paris, es war die Zeit nach dem Kriege, es waren sehr unruhige Zeiten, und Kugeln pfiffen pausenlos durch die Luft – auch im Jahre 1961 war ich dort. Das Problem des Selbstmordes aber war für mich schon lange aktuell, denn ich hatte Freunde, die sich das Leben genommen haben.

BH: Und als Sie damals versuchten, Selbstmord zu begehen, waren Sie da ganz allein?

S-E: Ja, ganz allein.

BH: Finden Sie nicht auch, daß der Gedanke, Sterbehilfe bekommen zu können, viel für sich hat; ich meine, daß jemand bei einem ist, daß es zum Beispiel Selbstmörder-Stationen geben sollte, wo man hingehen und Hilfe bekommen könnte?

S-E: Allerdings, ich habe auch gehört, daß man in dieser Richtung in der Süd-Klinik experimentiert, und ich war froh, als es hieß, dort würde eine Selbstmörder-Station eingerichtet, aber dann erfuhr ich, was sie darunter verstehen: Man versucht ganz einfach, Menschen, die einen Selbstmordversuch unternommen hatten und wieder erweckt worden waren, besonders zu betreuen und ihnen beizubringen, daß das Leben doch einen Sinn habe und alles das.

BH: Das ist meiner Ansicht nach falsch und zeigt nur einen Hang zur Bevormundung. Ich fände es viel angebrachter, zu helfen, wenn jemand ernsthaft Selbstmord begehen will. Und ich empfinde es als grausam und ungerecht, wenn man einen Menschen quasi dazu zwingt, vom Katarinen-Lift in die Tiefe zu springen oder seinen Kopf in den Gasofen zu stecken, nur weil es keine Stelle gibt, wo er sich vertrauensvoll hinwenden kann: Hilf mir, ich kann nicht länger leben. Dadurch wäre der Tod zu überwinden und brauchte nicht in Einsamkeit und mit großem Schrecken vollzogen zu werden.

S-E: Genau so ist es. Denn das, was dem Tod vorangeht, bewirkt ja die Ängste und großen Schrecken, davor fürchten wir uns. Vor dem Tod an sich hat keiner Angst. Es ist ja nur ein Übergang von einem Zustand zu einem anderen. Tod und Geburt sind ganz natürliche Geschehnisse.

BH: Aber Sie fürchten die Schmerzen, das sagen Sie doch damit, oder fürchten Sie noch mehr, daß man Sie ins Leben zurückholt?

S-E: Ja, sicher, davor habe ich Angst. Und vor allem fürchte ich, daß dem Ganzen eine lange, quälende Prozedur vorausgeht, daß ich immer mehr und mehr verfalle – und genau in dieser Situation befinde ich mich jetzt.

BH: Sie wollen damit also sagen, daß Sie Angst vor der weiteren Entwicklung Ihrer Krankheit haben, daß Sie befürchten, Sie könnten eines Tages überrumpelt werden. Denn es ist ja eine Krankheit, die sehr ernstzunehmende Symptome zeigt, man kann ja zum Beispiel schwere Anfälle von Atemnot bis zum Ersticken bekommen.

S-E: Das ist es eben, und das möchte ich am liebsten nicht erleben müssen. Und ich weiß ja, daß alles schon darauf hindeutet. Gewiß, bisher hat die Krankheit mein Schluck- und Sprechvermögen noch nicht angegriffen, aber ich kenne Fälle, wo vor allem das Sprechvermögen betroffen ist. Besonders bei dieser Krankheit.

BH: Haben Ärzte Ihnen so etwas gesagt?

S-E: Nein, aber ich weiß es, ich habe so viel über diese Krankheit gelesen. Es wird kaum jemand so viel darüber wissen wie ich. Die Ärzte wissen gar nichts. Und das Schlimmste ist, wenn sie kommen und mit freundlichem Schulterklopfen Hoffnung geben wollen ... »Alles wird schon wieder werden« ... und solch sinnloses Gerede.

BH: Haben Sie Ärzte um Sterbehilfe gebeten?

S-E: O ja! Ich fragte einen Arzt, ob man mit Mogadon Selbstmord begehen könne. Es dauerte recht lange, bis er seine Fassung wiedererlangt hatte, und schließlich sagte er: »Auf diese Frage möchte ich am liebsten nicht antworten.«

BH: Was soll man dazu sagen?

S-E: Die meisten Ärzte werden wohl so antworten. Sie haben vermutlich ebenso Angst vor dem Tod wie alle anderen Menschen.

BH: Von einem Arzt sollte man allerdings eine sachliche Antwort erwarten dürfen.

S-E: Gewiß. Um so mehr, da dieser Arzt Psychiater war. Ein Psychiater müßte aufgeschlossen sein und um die Realität des Todes wissen.

BH: Über eine Frage habe ich sehr viel nachgedacht. Wie kommt es eigentlich, daß nicht viel mehr Menschen versuchen, sich das Leben zu nehmen? Gewiß, ich weiß, es sind viele, aber ... daß es nicht noch mehr sind. Ich denke dabei an die Kranken, Geplagten, an die schwer Behinderten, an all die Menschen, die einsam und verlassen Tag um Tag im Rollstuhl sitzen. Glauben Sie, daß es schwer ist, Hand an sich zu legen – ich meine es rein praktisch –, oder beruht es doch darauf, daß die meisten Menschen trotz allem am Leben hängen?

S-E: Ein Teil von ihnen hängt bestimmt zu stark am Leben, warum – darauf habe ich keine Antwort, und vermutlich stecken auch überlieferte religiöse Vorstellungen dahinter.

BH: Vielleicht die Furcht, Gott könne es nicht billigen, wenn man sich selbst das Leben nimmt?

S-E: Viele wollen sich das Leben nehmen und können es nicht, wissen nicht, wie sie es anstellen sollen. Ich selbst habe es ja versucht, und es ist mir mißglückt. Das liegt ganz einfach an mangelnder Information. Meiner Ansicht nach sollte diese Frage als Unterrichtsfach in den Schulen behandelt werden. Ich finde, hier handelt es sich um etwas Vorrangiges, um etwas, das man wirklich lernen sollte.

BH: Ja, da stimme ich Ihnen zu. Das wäre besser, als diese Frage zu komplizieren, den Menschen Schuldgefühle einzujagen oder auszuweichen. Damit kommen wir wieder auf das Thema der Freitod-Stationen. Das wäre die beste Lösung für alle Betroffenen, nicht zuletzt für die Hinterbliebenen, denen es erspart bliebe, eine übel zugerichtete Leiche finden zu müssen. Es ist ja furchtbar, wenn man vollkommen unvorbereitet ... Ja, wir müßten erreichen, daß man sich mit diesem Gedanken auseinandersetzt.

S-E: Sicher. Und ich habe so klar und deutlich in allen denkbaren Zusammenhängen festgelegt, daß ich nicht weiterleben will, wenn es bei mir einmal so weit ist.

BH: Damit kommen wir zu der Frage: Wann fühlt man, daß das Leben keinen Wert mehr hat?

S-E: Wenn man nicht mehr intellektuell daran teilhaben kann, sobald man mehr und mehr auf technische Hilfsmittel angewiesen ist und nur mit dieser Hilfe am kulturellen Leben teilhaben kann.

BH: Sie wollen damit sagen, daß Sie bei Ihrem heutigen Gesundheitszustand nur noch durch die verschiedenen technischen Hilfsmittel leben?

S-E: Ja, ganz und gar. Hier ein Beispiel: Ich habe einen Blattwender, aber er stellt sich manchmal ganz merkwürdig an. Eines Tages wollte ich ein Buch lesen, aber es zeigte sich, daß es für den Blattwender zu dick war. Als ich nämlich bei Seite 263 war, zerriß er zwei Seiten des Buches, und seitdem funktioniert er überhaupt nicht mehr. Will ich Zeitungen lesen, brauche ich einen Menschen, der sie mir vorliest oder der mir wenigstens die Seiten umdreht.

BH: Dieses Leben, das Sie jetzt führen müssen und das Sie so sehr hassen – gibt es darin nicht auch Erträgliches?

S-E: Nein. Im Vergleich zu dem Leben, das ich gewöhnt war, ist mir, als führe ich jetzt ein Scheinleben.

BH: Ich verstehe. Der Unterschied muß um so größer sein, je reicher und interessanter ein Leben war. Dann sind Sie also der Ansicht, dieses Leben habe keinen Wert mehr für Sie?

S-E: So ist es, nicht den geringsten Wert. Nahezu umgekehrt: Denn an gewissen Tagen habe ich ja auch Schmerzen. Oft, sehr oft, von morgens bis abends. Da helfen keine Tabletten. Und jene, die helfen würden, kann ich nicht nehmen, denn dann bekomme ich Magenblutungen, und ich habe keine Lust, ins Krankenhaus zu kommen.

BH: Und Sie müssen bei allen täglichen Verrichtungen Hilfe haben – also beim Essen, beim Ankleiden, Niederlegen, Waschen – bei allem?

S-E: Ja.

BH: Diese Knöpfe hier überall rundherum, die können Sie niederdrücken, wenn Sie einen Arm ein paar Zentimeter anheben. Aber es kann natürlich der Zeitpunkt kommen, da Sie die Knöpfe nicht mehr bedienen können?

S-E: Ja, und ich will diesen Zeitpunkt nicht mehr erleben.

BH: Wenn nun dieser Augenblick eingetreten ist und Sie die Knöpfe nicht mehr drücken und sich dadurch den Blattwender beispielsweise und viele andere Einrichtungen nicht mehr zunutze machen können, wenn Sie also ein hundertprozentiger Pflegefall geworden sind: Können Sie hier in Ihrer Wohnung bettlägerig werden, und wird Ihnen dann hier geholfen?

S-E: Durchaus. Aber dieser Zeitpunkt interessiert mich noch viel weniger. Diese Form von Leben will ich noch viel weniger abwarten. Es ist dann ja so, daß man die ganze Zeit einer Art Vormundschaft ausgesetzt ist, man muß für alles Erlaubnis einholen, absolut für alles, und am besten schon am Vortag sagen, was man will, wohin man ausgehen will – und gibt es dann nicht genügend Personal, muß man eben verzichten, im Hause bleiben. Dieser herrliche Frühling ist ja ein Schlag ins Gesicht...

BH: Ein gesunder Mensch kann sich vermutlich nur schwer in das Leben eines Kranken hineinversetzen. Leiden Sie ständig unter Ihrer Situation, empfinden Sie es immer als schmerzlich, krank zu sein? Ist dieses Gefühl beständig da?

S-E: Ja, es ist eine immerwährende Qual. Ich empfinde niemals Lebensfreude. Dieses Leben macht mich so müde.

BH: Warum kann man nicht geradeheraus sagen, ich verfluche dieses Leiden, ich verfluche mein Leben. Glauben Sie, daß hier eine Art Tabu-Vorstellung mitspielt? Warum wollen wir uns immer ein Bild des Lebens schaffen, das unverletzlich sein soll, ein Leben, das immer wertvoll bleibt, egal wie es verläuft? Warum? Was meinen Sie? Sogar wenn man im Rollstuhl sitzt, soll man noch Positives sagen.

S-E: Das ist die althergebrachte Einstellung, daß man das Leben bis zu Ende leben soll; es ist eine Gottesgabe, man hat kein Recht, es auf künstliche Art zu beenden.

BH: Man soll zufrieden sein?

S-E: So ist es. Und auch wenn es einem übel mitgespielt hat, muß man durchhalten, soll man sich mit aller Kraft ans Leben klammern.

BH: Und man soll frohen Mutes sein – man soll seinen Mitmenschen nach Möglichkeit etwas Besonderes vermitteln, Sie kennen es, das abgegriffene Bild, das immer wieder gezeigt wird: Er oder sie sitzt im Rollstuhl, ist aber trotzdem ein so positiver Mensch, schenkt seinen Mitmenschen so viel von seiner Vergeistigung und seiner vornehmen Art.

S-E: Ja, ja, das altbekannte Vorbild.

BH: Sie können jetzt kaum mehr lachen? Sie können nicht mehr froh sein? Empfinden nicht mehr Freude, mit Freunden zu feiern, ein Fest zu erleben?

S-E: Nein, damit ist es Schluß.

BH: Wie lange leiden Sie schon unter dieser Krankheit?

S-E: Seit 1969. Allerdings hatte ich schon früher Beschwerden, aber die wirklichen Qualen begannen 1969.

BH: Das ist eine ungeheuer lange Zeit!

S-E: Allerdings, so ist es.

BH: Wie zeigten sich die ersten Symptome?

S-E: Es war die linke Hand. Sie wurde taub. Aber da hatte ich ja noch keine Ahnung, daß...

BH: Mußten Sie seitdem viele ärztliche Untersuchungen über sich ergehen lassen?

S-E: Ja.

BH: Sie sagen, Sie hätten damals noch keine Ahnung gehabt, daß es sich um Multiple Sklerose handelte. Aber Ihre Mutter starb doch an MS, haben Sie das nicht erwähnt?

S-E: Ja, aber die Ärzte versicherten mir, daß diese Krankheit nicht vererbbar sei. Nun sehen sie wohl langsam ein, daß es doch solche Fälle geben kann, und es gibt auch eine Theorie, daß sie durch Virusübertragung ausbrechen kann. Für mich bleibt sich das ja ziemlich gleich. Ich habe jede Möglichkeit einer Rehabilitierung versucht, aber vergebens. Ich bin zur »grünen Linie« gegangen, habe mich nur mit Rohkost ernährt, ich habe die abscheulichsten Medikamente genommen, viele haben wirklich schlecht geschmeckt, aber nichts hat geholfen.

BH: Hatten Sie dabei jemals das Gefühl, Sie würden wieder gesund werden?

S-E: Nein, niemals... Ja, natürlich im Anfang, sonst hätte ich ja nicht alles Erdenkliche versucht. Ich habe auch verschiedene Quacksalber aufgesucht, alle haben sie mir versprochen, ich würde gesund werden. Man kann auch vorübergehend wieder Lebensmut bekommen, aber gerade das ist sehr gefährlich, denn schließlich leidet man später um so mehr. Man wird getäuscht und glaubt wieder an das Leben.

BH: Wie alt sind Sie jetzt?

S-E: Ich bin vierundvierzig. Ich finde, das reicht. Ich finde, die mittlere Lebensdauer in unserem Lande ist viel zu hoch. Die Ärzte tun ja auch ihr Bestes, das Leben der Menschen zu verlängern.

BH: Sie sagten, man muß Ihnen bei allem helfen. Wann legen Sie sich abends zu Bett?

S-E: Gegen acht Uhr.

BH: Und dann kommt jemand herauf und hilft Ihnen. Was geschieht dann?

S-E: Dann nehme ich sofort ein Schlafmittel, dadurch bringt die Nacht Vergessen. Manchmal, wenn ich nachts aufwache, setze ich mich sofort mit dem Personal in Verbindung, damit jemand kommt und mir noch eine Tablette gibt. Ich habe ja nur sehr schwache Schlafmittel, bekomme keine stärkeren, die Ärzte haben Angst, daß ich mich damit umbringen könnte.

BH: Wann stehen Sie morgens auf?

S-E: Um Viertel nach acht oder um halb neun.

BH: Und da kommen sie wieder und helfen? Benützen sie einen Hebeapparat, um Sie in den Rollstuhl zu setzen?

S-E: Ja, sie benützen den Lift. Ich selbst will das Personal nicht der Gefahr aussetzen, daß sich jemand den Rücken ruiniert und dann dieselbe Hölle durchmachen muß wie ich.

BH: Dann also sitzen Sie den ganzen Tag in Ihrem Rollstuhl?

S-E: Ja. Und ein normaler Tag eines gesunden Menschen ist für mich ein Monat.

BH: Wenn Sie nun viele Freunde hätten, die täglich vorbeikämen, erzählten, Ihnen laut vorlesen würden, wäre dann das Leben für Sie lebenswerter?

S-E: Ich habe Freunde. Aber damit ist es nicht getan, denn ich will nicht von anderen leben, ich kann ja so wenig zurückgeben. Es bedrückt mich, wenn Bekannte kommen und mir helfen, ich will am liebsten dafür bezahlen, aber die meisten wollen nichts annehmen. Für mich ist es unbehaglich, wenn sie mich ausführen, und ich kann ihnen nichts als Gegenleistung bieten.

BH: Was ist das Schlimmste für Sie – das Mitleid der Menschen oder die Tatsache, daß Sie sich nicht mehr bewegen, nicht unter Menschen kommen können?

S-E: Das Mitleid der Menschen ist mir ziemlich gleichgültig, dagegen ist es gewaltig schwer für mich, daß ich mich nicht mehr so bewegen kann wie früher, als ich ständig von Land zu Land reiste. Und die Tatsache, daß ich nicht mehr schreiben kann, quält mich sehr.

BH: Können Sie Ihre Hände überhaupt nicht mehr gebrauchen?

S-E: Nein, es geht nicht mehr. Solange ich Artikel schreiben konnte, selbst schreiben konnte, war alles noch durchaus erträglich. Aber jetzt kann ich mich nicht mehr hinsetzen und schreiben, ich bin völlig von anderen abhängig, wenn ich arbeiten will, und dadurch hat das Leben für mich jeden Reiz verloren.

BH: Ist es denn so schlimm, von anderen abhängig zu sein?

S-E: Es ist fürchterlich.

BH: Dann ist dies also das Schlimmste?

S-E: Eigentlich ist es das Schlimmste. Man kommt sich wie ein Paket vor, das abends eingepackt und morgens wieder ausgepackt wird. Und das wiederholt sich Tag für Tag. Dazu kommen noch andere Geschichten, sehr peinliche. Dadurch, daß ich soviel sitze, kann ich plötzlich Hämorrhoiden bekommen, die Blutungen verursachen, und dann muß ich für ein paar Tage ins Krankenhaus. Dort wollen sie dann unzählige Röntgenaufnahmen machen, was völlig überflüssig ist, denn ich weiß ja, daß ich die Hämorrhoiden nur durch das unablässige Stillsitzen bekommen habe. Die glauben aber sofort, ich hätte Magengeschwüre, was gar nicht in Frage kommt, da ich Vegetarier bin.

BH: Ihr Leben, so wie Sie es früher führten, als Sie noch jünger waren, war wohl sehr aktiv?

S-E: Es war aktiv, in dem Maße, wie es jetzt passiv ist.

BH: Denken Sie noch oft an diese Zeit?

S-E: Ja, sehr oft, und ich vermisse dieses Leben unsagbar.

BH: Sagen Sie mir noch eines: Sie hatten doch Bekannte gebeten, im Ausland ganz starke Mittel zu beschaffen und Ihnen mitzubringen. Hat das denn nie funktioniert?

S-E: Nein, sie haben wohl ihr Versprechen bereut. Eine Kollegin von mir kam einmal hierher und beteuerte, wie sehr sie mit mir fühle, verstünde, was diese Krankheit bedeute, und deshalb wolle sie mir helfen, sie würde mir etwas beschaffen, damit ich Selbstmord verüben könne. Aber sie ließ seitdem nichts mehr von sich hören.

BH: Sie meinen also, daß sich alle aus der Sache heraushalten?

S-E: Sie ziehen zurück. Ein anderer Bekannter, der nach Holland übersiedelte, um dort die Kunstakademie zu besuchen, bot mir auch an, etwas zu beschaffen, es sei dort ganz leicht zu kriegen. Ich gab ihm dreihundert Kronen mit. Später schrieb ich ihm – es war der letzte Brief, den ich eigenhändig geschrieben habe –, daß mein Zustand sich sehr verschlechtert habe und ich nur mehr auf eine Erlösung durch den Tod warte. Ich schrieb, daß ich darauf hoffte, brieflich etwas von ihm zu erhalten. Aber es kam nichts. Später kam er selbst zu mir – aber er berührte dieses Thema mit keinem Wort, und ich sagte auch nichts mehr.

BH: Haben Sie dann noch jemand anderen um Hilfe gebeten? Ärzte vielleicht?

S-E: Ich hatte ja einen Arzt wegen des Mogadon gefragt. Danach aber nicht mehr. Ich habe es als zwecklos angesehen, denn ich glaube, es gibt kaum Menschen, die weniger verständnislos sind als Ärzte. Natürlich gibt es Ausnahmen. Die aber sind dann ... die werden von ihrem Ehrgeiz, Karriere zu machen, ewig gejagt.

BH: Und was fürchten Sie in Ihrer gegenwärtigen Situation am meisten?

S-E: In einer Dauerpflegestation zu landen, natürlich. Noch unfreier zu werden, als ich jetzt schon bin.

BH: Ich verstehe, was Sie mit dem Wort ›unfrei‹ sagen wollen, nämlich vom eigenen Körper gefesselt zu sein. Die Seele kann sich nicht frei fühlen in einem gefesselten Körper.

S-E: Nein, niemals. Ich habe darum gerungen, solange ich es nur vermochte, aber nichts erreicht. Jetzt ist meine persönliche Freiheit so eingeengt, daß mir ist, als gäbe es sie nicht mehr.

BH: Ich würde gerne von Ihnen hören, wie Sie über den Tod denken. Über den Tod als Zustand. Fürchten Sie irgend etwas, das nach dem Tode kommen könnte?

S-E: Nein, nein, absolut nicht. Eine Hölle, oder so etwas? Nein! Natürlich denkt man manchmal, daß es nachher noch etwas geben muß, mir sind die Religionen keineswegs fremd, und ich habe auf recht eigenartige Weise Kontakt mit meiner verstorbenen Mutter gehabt. Aber man weiß ja nie genau, wieviel davon Suggestion und wieviel Wirklichkeit, Wahrheit ist.

BH: Es ist aber wohl entscheidend, ob man sich vor etwas fürchtet, was nachher sein könnte, oder ob man eine lichte, zuversichtliche Einstellung hat.

S-E: Ich habe nur helle Vorstellungen.

BH: Gibt es noch andere Gedanken und Überlegungen, wenn Sie von Ihrem Wunsch sprechen, endlich aus diesem Leben, das Ihnen soviel Leiden bringt, scheiden zu dürfen?

S-E: Eine gewisse Wehmut ist gleichzeitig in mir, denn ich habe ja so viele gute Freunde, von denen ich mich nur schwer trenne.

BH: Sie erwähnten einmal, Sie hätten keine Zukunft mehr, und deshalb sei es besser zu sterben, als weiterzuleben.

S-E: Ja. Ich gehöre zu der Gruppe Menschen – und es sind recht viele –, die ihre Zukunft schon hinter sich haben. Ich habe viele solche Menschen kennengelernt. Erstaunlich viele.

BH: Und haben Sie selbst gehört, daß diese Leute so sprachen wie Sie? Daß sie gerne sterben wollten, wenn sie wüßten, wie?

S-E: Etliche. In der Zeit, da ich im Solberga-Krankenhaus mehrere Monate auf der Dauerpflegestation lag. Damals sprachen wir stundenlang darüber, wie man sich das Leben nehmen könnte. Ich erinnere mich an eine ältere Dame, die versuchte, so schnell wie möglich entlassen zu werden, denn dann würde sie die Badewanne vollaufen lassen und so den Tod suchen. Ihr Ziel war also eine Entlassung, um sterben zu können, und es war eigentlich auch meines.

BH: Ich verstehe. Aber das Grausame ist ja, daß der Mensch mit seinem Entschluß alleingelassen wird, daß er kaum jemand hat… daß man nicht Hilfe und nicht Trost bekommt. Ich finde es furchtbar grausam, in der schwersten Situation des Lebens…

S-E: Gewiß. Ich hatte aber recht viele Freunde, mit denen ich durchaus über Tod und Freitod diskutieren konnte ... vielleicht sollte ich bekennen, daß ich eigentlich schon drei Selbstmordversuche hinter mir habe.

BH: Sie sprachen nur von einem.

S-E: Ja, einer, seit ich krank war. Die beiden anderen habe ich nicht mitgerechnet. Es geschah schon 1964, ich habe Schlaftabletten geschluckt. Aus einem recht banalen Grund, finde ich, aus unglücklicher Liebe.

BH: Ist das ein banaler Grund? Das finde ich nicht.

S-E: Nun, vielleicht nicht. Aber es gibt ja sehr viele, die mit ihren psychischen Problemen nicht fertig werden und deshalb den Freitod wählen.

BH: Über den Selbstmord sind die Ansichten sehr verschieden. Manche finden, es ist feige, sich das Leben zu nehmen, andere finden es mutig. Ich selbst finde es mutig.

S-E: Ja, auch ich erkläre, es gehört Mut dazu, absolut Mut, denn es ist irgendwie ein Hasardspiel. Es kann mißlingen.

BH: Wie stehen Sie zu der Ansicht, daß man versuchen sollte, in den Menschen wieder Hoffnung zu wecken, versuchen sollte, sie dem Leben zu erhalten?

S-E: Das ist eine recht verlogene Geschichte, denn es sind ja so außerordentlich wenige, die von ihrer Krankheit oder von den Depressionen geheilt werden. Ich habe ja auch alles versucht, aber ...

BH: Sie finden also, der Mensch hat ein Recht auf sein Leben und ein Recht auf seinen Tod.

S-E: Ja, absolut, und nicht nur, wenn man unheilbar krank ist wie ich. »Nicht nur du willst sterben, sehr viele sind in derselben Situation«, sagte einmal eine gute Bekannte zu mir – sie ist völlig gesund –, als ich mit ihr von meiner Todessehnsucht sprach.

BH: Sehr viele Menschen haben Todessehnsucht, viele empfinden das Leben als eine Qual, und es ist bestimmt unbarmherzig, Menschen zu einem Leben zu zwingen, das sie nicht mehr ertragen.

S-E: Ja, bestimmt. Ich wollte leben, solange ich nur konnte. Ich hatte einen ungewöhnlich starken Lebenswillen, und es fiel mir sogar lange Zeit schwer, für Selbstmord Verständnis aufzubringen. Heute verstehe ich es.

Ich half Sven-Erik Handberg zu sterben. Diesen Entschluß zu fassen, fiel mir nicht schwer, ich sah es als meine moralische Pflicht und Schuldigkeit an. Wenn ich es nicht wage, mich für einen leidenden Mitmenschen einzusetzen, wie könnte ich jemals begehren, daß ein anderer es für mich tut? Ich möchte nicht erleben, daß mir solche Hilfe verweigert wird, wenn ich inbrünstig darum bitte.

Er brauchte Sterbehilfe – also mußte ihm geholfen werden. Nicht der Entschluß dazu war schwer, wohl aber die eigentliche Durchführung. Ich werde diesen Abend nie vergessen – aber ich bereue nichts.

Im folgenden Artikel – »Ja zur Sterbehilfe« – legt Sven-Erik Handberg seinen Standpunkt dar zur Frage des Mitbestimmungsrechts des Individuums, wenn es um Leben und Tod geht. Der Aufsatz wurde in der Zeitung *Der Arbeiter* im Jahre 1974 veröffentlicht. Damals konnte Sven-Erik Handberg noch schreiben, später wurde er total gelähmt.

»Ja zur Sterbehilfe«

Ich bin ein unerschütterlicher Gegner der Todesstrafe. Kein Verbrechen kann so furchtbar sein, daß es dem Henker das Recht einräumte, sein grausames Handwerk auszuüben. Auch der roheste Mörder hat ein Recht, weiterzuleben. Eine bestialische Gewalttat kann nicht Anlaß sein, daß eine ebenso sinnlose Tat im Namen des Gesetzes und der Ordnung vollzogen wird. Ebenso bin ich ein Widersacher der staatlichen Einrichtung, die Jugend in der Kunst des Mordens zu erziehen. Aus dieser Haltung heraus weigerte ich mich schon damals, meiner Wehrpflicht Folge zu leisten.

Wenn alle Jugendlichen auf der ganzen Welt kategorisch ›Nein‹ zu der vom Staat finanzierten militärischen Ausbildung sagen würden, könnten Riesensummen freigemacht und in den Dienst des Lebens, des Aufbaus gestellt werden: Brachliegende Ländereien könnten urbar gemacht werden, unheilbare und epidemische Krankheiten bekämpft und hungrige Mäuler gesättigt werden.

Die dunklen Thesen des Nazismus und des Faschismus, daß die Alten und Kranken in unserer Gesellschaft überflüssig seien, jagen mir kalte Schauer über den Rücken.

Diese Erklärungen möchte ich abgeben, damit meine folgenden Ausführungen nicht mißverstanden werden.

Sind wir der Ansicht, daß jeder Mensch prinzipiell ein Recht auf ein leidlich gutes, passables Leben hat, dann können wir mit logischer Schärfe folgern, daß auch jedermann sich einem Leben entziehen darf, wenn seine Lebensbedingungen ganz und gar unerträglich geworden sind.

Für mich ist die Sterbehilfe die humane Alternative zu einem Leben als Wertpaket in einer unpersönlich geführten Klinik für die Dauerpflegefälle.

Auch wenn es um die wichtige Frage »Leben oder Tod« geht, müßte jedes Individuum selbstverständlich das Recht haben, mitzubestimmen. Wie viele Menschen haben eigentlich Lust, Jahr um Jahr vollkommen gelähmt in einem Krankenzimmer zu verbringen, die Apathie als einzige und dauernde Gesellschaft?

Ich selbst bin an einem solchen Dasein überhaupt nicht interessiert. Aber im Schutze des Deckmantels der Menschlichkeit plus althergebrachter religiöser Zwangsvorstellungen verlangt die Gesellschaft de facto, daß man der Natur ihren Lauf lasse, was bedeutet, daß ich durchzuhalten habe, bis es dem HERRN behagt, mich heimzurufen.
Ein Bürger hat somit nicht nur die Pflicht, seinem Wehrdienst nachzukommen und seine Steuern zu bezahlen, er muß auch um jeden Preis sein Dasein mit sich schleppen, bis das bittere Ende sich automatisch einstellt. Von den erstgenannten Verpflichtungen kann man befreit werden, bei der Verpflichtung leben zu müssen kennt man keine Gnade. (Jedenfalls nicht, wenn man schon so elend dran ist, daß man nicht mehr Selbstmord begehen kann.)
Noch vor vier bis fünf Jahren protestierte ich spontan, wenn in meinem Beisein das Wort Sterbehilfe ausgesprochen wurde. Ich empfand diesen Begriff als ein Synonym für Mord. Seit ich aber selbst von einer mich mehr und mehr lähmenden Krankheit befallen wurde, hat sich meine Einstellung geändert. Denn es ist mir bewußt, daß ich selbst in einer nicht allzu langen Zeit mich sehr wohl in einer Situation befinden kann, wo der Tod der große Erlöser wäre.
Mein Zustand erscheint mir besonders bedrohlich, wenn ich feststelle, daß Körperteile, die bis vor nur einem Monat noch halbwegs funktionierten, heute steif und unbeweglich sind. Aber wir alle leben ja in diesem Risiko, plötzlich machtlos einem sogenannten Schicksal ausgeliefert zu sein, sei es durch eine unheilbare Krankheit oder durch einen Unglücksfall.
Die Anerkennung der Unverletzbarkeit der Person ist ein grundlegendes Element unserer gesamten Kultur. Als Pazifist habe ich allzeit mit aller Kraft dieses Prinzip verfochten. Aber – Hand aufs Herz – darf es wirklich beliebig weit verteidigt werden? Muß nicht auch der persönliche Wunsch eines Menschen, dem trostlosen Krankheitszustand und dem unerträglichen Leiden zu entgehen, respektiert werden?
Keine Lebensregel darf so hoch und heilig gehalten werden, daß es nicht Ausnahmen geben könnte. Noch sind wir allerdings befangen und gefesselt von den Dogmen der Kirche und den Vorschriften der Religionen, wenn es um die Sterbehilfe geht. Aber das Thema hat sein Tabu schon eingebüßt – es kann schon einigermaßen leidenschaftslos in den Massenmedien diskutiert werden, und damit sind wir doch ein kleines Stück

Weges weitergekommen. Vor kurzem hat sich auch die Aktionsgruppe *Das Recht auf unseren Tod* gebildet, mit der Zielsetzung, eine Gesetzesänderung zu erwirken, die den Menschen die Möglichkeit gibt, der Verletzung und Kränkung der Persönlichkeit zu entgehen, die totale Abhängigkeit mit sich bringt.
Mir persönlich würde das bloße Wissen, daß ich Sterbehilfe bekommen kann im Falle einer vollständigen Lähmung, ein Gefühl der Beruhigung, der Sicherheit einer ungewissen Zukunft gegenüber bedeuten. Ein Leben der Untätigkeit fürchte ich weit mehr als den Tod. Ich weiß, daß ich mit dieser Einstellung nicht allein dastehe.
Sterbehilfe – wenn ein Mensch im vollen Besitz seiner geistigen Kräfte darum gebeten hat – ist etwas ganz anderes als die Vulgäragitation des Nazismus, die obligatorisch die Ausrottung Kranker und Arbeitsunfähiger anordnete.
Erstgenanntes bedeutet Barmherzigkeit, für letzteres gibt es nur ein einziges Wort: Barbarei.

SVEN-ERIK HANDBERG

Sven-Erik Handbergs Tod

Er wollte Sterbehilfe haben – ich versprach, ihm zu helfen. Dann setzten wir den Tag fest, wann ich kommen sollte, um ihm Digitalistabletten zu geben. Es sollte am Pfingsttag um acht Uhr abends sein. Am Pfingstabend wollte er noch mit einem Freund zu einem Musikfestival in einen Park gehen, besser gesagt: ein Freund würde seinen Rollstuhl hinaus in die Sonne schieben, hinaus auf das grüne Gras, zu dem fröhlichen Treiben der Menschen.
Ich rief ihn am Pfingstmorgen an und fragte, wie es bei dem Musikfest gewesen sei. »Nichts Besonderes«, antwortete Sven-Erik. Es sei so ein heißer Tag gewesen, und er leide seit einiger Zeit so sehr unter der Wärme. Zudem sei es viele Jahre her, seit er sich noch hatte freuen können. Ich konnte es nicht lassen, ihn zu fragen, ob er noch an seinem Entschluß festhalte. Es kommt ja vor, daß Menschen mit Selbstmordgedanken leicht ihre Absicht ändern. Wenn es ganz ernst wird, dann wollen sie es doch nicht mehr. Jeder Selbstmordversuch sei ein »Hilferuf«, glauben die Experten auf diesem Gebiet zu wissen.
Schon nach unserem ersten Telefongespräch war ich überzeugt, daß Sven-Erik wußte, was er wollte. Trotzdem fragte ich und bekam zur Antwort: »Gewiß. Ich will sterben.« Also ging ich zu ihm in die Wohnung. Die Lanacrist-Tabletten lagen in meiner Handtasche. Er war schon im Schlafanzug in seinem Bett, er hatte den Pfleger gebeten, sich früher niederlegen zu dürfen und an diesem Abend nicht mehr gestört zu werden, da er einige Freunde bei sich erwarte. Wir könnten ganz beruhigt sein, meinte er.
Ich hatte auf seinen Wunsch ein paar Käsebrote mitgebracht, Sven-Erik meinte, er würde damit die Tabletten besser vertragen. Wir hatten beide Angst, es könnte ihm schlecht werden, er würde sich übergeben müssen. Schlimm, wenn es so käme und wir den Pfleger rufen müßten.

Ich sitze in einem Stuhl neben seinem Bett. Es ist 20.30 Uhr. Er hat seine Butterbrote aus Vollkorn mit Briekäse gegessen und

ein wenig dünnen Maisbrei getrunken, den ich ihm auf seinem Herd zubereitet habe.
Nun ist es wohl soweit, sagen wir und sind beide ganz ruhig.
Ich hole die kleine Dose mit den hundert kleinen weißen Lanacrist-Tabletten hervor, nehme auf seinen Wunsch aus dem Kühlschrank Fruchtsaft, hole einen Löffel und einen Schnabelbecher.
Er bekommt jeweils zehn Tabletten. Ich füttere ihn mit dem Kaffeelöffel, und er muß sie dann mit dem Saft hinunterschlukken. Wir machen beim Einnehmen der Tabletten ein paar Minuten Pause. Aber er hat keinerlei Schluckbeschwerden. Wir unterhalten uns darüber, wie furchtbar es für Kranke sein muß, nicht mehr schlucken zu können. Es gibt an Multipler Sklerose Erkrankte, die schwere Schluckbeschwerden haben und auch nicht sprechen können. Ich habe etwas Herzklopfen, nicht weil ich unsicher bin, ob mein Tun richtig ist – uns ängstigt der Gedanke, es könnte jemand kommen und uns überraschen.
Aber er hatte ja gesagt, wir könnten ruhig sein.
Sven-Erik hat nun vierzig Tabletten eingenommen; ich sitze an seinem Bett, und wir sprechen über den Tod. Er sagt:
»Als ich gestern mit meinem Freund bei diesem Musikfest war, sagte ich zu ihm, ich würde bald eine lange Reise machen. Er fragte wohin. Ich antwortete, ich wolle ungewöhnlich lange auf dem Fluß Styx reisen. Da fragte er, ob er mitkommen dürfe.«
Sven-Erik lacht und sagt, es sei erschreckend, wie ungebildet die Menschen heutzutage sind. Sein Freund wußte nicht, daß in der griechischen Mythologie der Fluß Styx zum Lande der Toten führt. Er sagt, er habe keinem einzigen Menschen verraten, was geschehen würde, daß er die Absicht habe, an diesem Abend zu sterben.
Wir sprechen von Stig Dagerman*. »Er dachte wie ich«, sagt Sven-Erik. Ich sage ihm aus dem Gedächtnis ein paar Strophen aus dem wunderbaren Gedicht über den Tod:
»*Wie schnell werden die Blätter des Ahorns gelb, die noch leuchteten, als wir durch den Park wanderten. Zu sterben ist nur eine Reise von den Zweigen zur festen Erde.*«
»*Wie bald stehen die Pappeln hoch und kahl, Schwärze in den Rinden. Sterben ist nur Segeln, wie Laub im munteren Bach.*«

* Anerkannter schwedischer Lyriker und Prosadichter, geb. 1923, beging 1954 Selbstmord.

Ja, vielleicht ist es so, sagen wir uns.
Es ist zweiundzwanzig Uhr. Der schwedische Frühlingshimmel ist noch hell, blau noch die Dämmerung, aber es wird langsam dunkel. Die Balkontür steht offen, kühle Luft weht herein, ich friere ein wenig. Aber Sven-Erik schwitzt. »Schließ die Tür nicht«, bittet er. Um dreiundzwanzig Uhr ist sein Zustand kaum verändert. Ich will wissen, ob er etwas spüre. Ja, ein Absterben der Füße und Beine, und außerdem sei ihm so gräßlich heiß. Immer wieder fühle ich seinen Puls. »Wird er schwächer?« fragt Sven-Erik. Ja, es kommt mir so vor. Er ist etwas unregelmäßig, flattert, bleibt weg. Ich zähle die Herzschläge. »Vielleicht setzen sie bald aus«, gibt er seiner Hoffnung Ausdruck.
Aber um halb zwölf Uhr nachts sagen wir uns, daß nichts zu passieren scheint und er wohl am besten noch ein paar Lanacrist nehmen sollte. Wieder füttere ich ihn mit dem Löffel, fünfundzwanzig Tabletten schluckt er mit Fruchtsaft hinunter. Dazu noch fünf oder sechs seiner eigenen Schlaftabletten, Mogadin, und ein paar von jenen, die er zur Linderung seiner spastischen Beschwerden einnimmt.
Wir warten. Die Nachtlampe leuchtet. Überall ist es still. Draußen steht die helle Pfingstnacht, ein Faulbaumzweig duftet, ich hatte ihn mitgebracht. Sven-Erik leidet unter furchtbarem Hitzeempfinden. Ich tauche ein Handtuch in kaltes Wasser und lege es auf seine Stirn. Ich kontrolliere den Puls, er ist unregelmäßig, er flattert, er rast, und setzt dazwischen Bruchteile einer Sekunde aus. Ist es der Tod, der sich nähert?
Wieder tauche ich das Handtuch in kaltes Wasser und lege es über sein schweißüberströmtes Gesicht.
Manchmal schläft er für ein paar Minuten ein, wird aber wieder wach. In all den langen Stunden, die wir gemeinsam wach verbringen – von abends acht bis drei Uhr nachts – ist er eigentlich hellwach.
Als die Uhr die erste Stunde dieser Nacht zeigt, müssen wir erkennen, daß wir die Betrogenen sind. Entweder war mit der Packung etwas nicht in Ordnung, die Tabletten vielleicht zu alt, oder die Dosierung stimmte nicht. Sven-Erik hatte mit Hilfe des Arzneimittelkataloges ausgerechnet, daß vierzig Tabletten eine tödliche Dosis sein müßte. Zudem hatte der Arzt, der uns Lanacrist empfahl, versichert, daß auch dreißig oder fünfunddreißig Stück reichen müßten. Nun hat er schon fünfundsechzig genommen und lebt noch immer und ist hellwach.
Das taube Gefühl in den Füßen und Beinen hält an, es zieht

auch nach oben, der Körper brennt vor Hitze, und jetzt hat er auch Kopfschmerzen bekommen. Aber schlafen kann er nicht, nur ein wenig dahindämmern.
Die Uhr tickt. Ich sitze neben dem Bett und beobachte Sven-Erik, kontrolliere seinen Puls und schaue zwischendurch hinaus zu dem klaren Nachthimmel. Bald kommt der Morgen, es wird schon hell. Eine Schwarzdrossel singt.
Wir sind getäuscht worden, gestehen wir uns ein. Es scheint nicht so leicht zu sein, sich das Leben zu nehmen. »Warum nimmt er sich nicht das Leben?« Wie oft hört man diese Worte. Selbstmord ist ja keine Straftat. Wenn Menschen unheilbar krank oder schweren Depressionen ausgesetzt sind, warum machen sie nicht selbst Schluß mit allem Elend?
Aber so leicht ist es gar nicht zu sterben, jetzt wissen wir es, Sven-Erik und ich.
Zorn steigt in mir auf: dem Arzt gegenüber, der uns getäuscht hat. Hatten wir nicht das Recht, hundertprozentige Sicherheit zu verlangen? So ganz klar kann ich meine Gedanken nicht mehr formulieren. Ich bin müde. Eines aber weiß ich: Ich fühle mich nicht als Missetäterin, ganz im Gegenteil, ich habe mein Bestes getan, habe nach bestem Vermögen und mit großem Ernst versucht, einem Menschen beim Sterben zu helfen, der sich nach dem Tod sehnt, selbst aber nicht mehr Hand an sich legen kann.
Aber weil es mißglückte, habe ich ein schlechtes Gewissen. Hatte ich ihm nicht versprochen, der Digitalis-Tod sei schnell und sanft? Nun aber habe ich ihm große Beschwerden zugefügt. Wie unwissend dürfen Ärzte eigentlich sein?
Wir sind betrogen worden, und das ist grauenhaft. Um halb drei Uhr sehe ich, daß er würgend schluckt, als wäre ihm sehr übel. Um drei Uhr sage ich ihm, daß ich jetzt gehen müsse und er versuchen solle, ein wenig zu schlafen, ehe der Pfleger kommt, das wäre gut für ihn. Er ist einverstanden. Ich halte noch eine Zeitlang seine Hand, dann küsse ich ihn auf die Wangen und verabschiede mich.
Eben geht die Sonne auf, es ist ein fantastischer Frühlingsmorgen.
Später habe ich überlegt: Wie konnte ich nur von ihm gehen und ihn allein lassen? Das war böser Verrat. Einen vollkommen gelähmten Menschen, der tödliches Gift in seinem Körper hat, allein zu lassen! Aber ich mußte ja gehen. Wenn der Pfleger gekommen wäre und mich bei ihm gefunden hätte, was dann?

Vielleicht, vielleicht stirbt er doch in dieser Nacht, denke ich während der Heimfahrt. Vielleicht ist er tot, wenn ich um neun Uhr vormittags bei ihm anrufe. So hatten wir es verabredet.
Aber er starb nicht. Ich rief um neun Uhr an, ein Pfleger antwortete. Sven-Eriks Stimme konnte ich im Hintergrund erkennen. Er fühle sich nicht wohl, berichtete der Pfleger, er habe Blut gebrochen und Durchfall gehabt, aber er sei auf und sitze in seinem Rollstuhl. Ich bat mit ihm sprechen zu dürfen, aber Sven-Erik ließ mir mit Grüßen sagen, ich möchte eine Viertelstunde später anrufen, wenn er wieder allein sei.
Ich rief an. Er berichtete, er habe sofort, nachdem ich gegangen war, einen Pfleger kommen lassen, der ihm half, sich zu übergeben. Er bekam auch ein kleines Klistier, da er ausdrücklich darum gebeten hatte.
Er habe Angst, erklärt er mir, ernsthaft krank zu werden und auf die Dauerpflegestation zu kommen, wenn er nicht wenigstens einen Teil des Giftes aus seinem Körper ausscheide, da es doch nicht den gewünschten Erfolg gebracht hatte. Er fürchtete, zu überleben und noch kränker zu werden.
Als er Blut brechen mußte, habe er dem Pfleger gesagt, er habe abends Rotwein getrunken. Und noch vor kurzem, um acht Uhr morgens, hatte er sich noch einmal übergeben müssen und Diarrhöe gehabt. Er fühle sich abscheulich.
Ich sagte ihm, wie sehr ich das alles bedauere. Aber an mir habe es nicht gelegen, ich habe in gutem Glauben gehandelt. Zwei Ärzte hatten Lanacrist empfohlen und mir gesagt, es wirke wie eine Narkose, es würde einen raschen, schlafähnlichen Tod verursachen. Was sollten wir nun tun?
Sven-Erik war fest entschlossen zu sterben. Nichts habe sich geändert. Ich sagte ihm unumwunden, wie tapfer ich dies finde. Fest zu bleiben in seinem Entschluß, trotz dieses Mißerfolges. Er bat nur um andere Tabletten; es wäre doch immerhin möglich, daß mit dieser Packung etwas nicht gestimmt habe.
Ich rief den Arzt an, der mir die ersten Tabletten gegeben hatte, und erzählte ihm alles. Wie alles schief gegangen war. Ich bat ihn, andere Tabletten zu besorgen, Digitalis einer anderen Herstellerfirma. Er wollte es tun und sagte mir, in welcher Apotheke und zu welcher Tageszeit ich eine Dose Digitoxin abholen könnte. Außerdem würde ich Zäpfchen mitbekommen und zehn Diminal Duplex, damit Sven-Erik einschlafen könne.
Ich holte die Medikamente gegen zwölf Uhr mittags ab und fuhr

dann direkt zu Sven-Erik, die Tür stand wie üblich offen, ich ging ohne zu klingeln zu ihm hinein. Er lag schon im Schlafanzug in seinem Bett. Er hatte darum gebeten, ihn zeitig zu Bett zu bringen, er könne nach den Strapazen des vorigen Abends nicht im Rollstuhl sitzen. Er fühlte sich krank und elend.
Nun waren wir fest entschlossen, einen zweiten Versuch zu wagen. Wie am Vorabend holte ich einen Kaffeelöffel, eine Schnabeltasse und eine Flasche Saft. Ich zählte dreißig Digitoxin aus der neuen Dose ab und gab ihm davon jeweils zehn. Er schluckte ohne Anstrengung. Nicht die leiseste Spur von Zögern war Sven-Erik anzumerken. Er wollte sterben. Er hatte nicht einmal Angst. Er wollte sterben, er mußte es erreichen. Es gab kein Zurück für ihn.
Dann versuchte ich, ihm ein Zäpfchen einzuführen, aber es war unmöglich, er lag zu schwer auf seinem Rücken, und als ich mich bemühte, ihn ein wenig im Bett zu drehen, fiel sein Körper in spastische Zuckungen. Es ging nicht, wir mußten die Zäpfchen weglassen.
Als Ersatz gab ich ihm sieben Diminal Duplex, sehr starke Schlaftabletten, und sechs Mogodan, seine eigenen Schlaftabletten. Nun mußte er doch endlich Schlaf finden und allen Beschwerden der Digitaliskur entgehen.
Es war ja alles so entsetzlich! Ein schwer geplagter Mensch bekommt nach einem mißglückten Selbstmordversuch noch schlimmere Beschwerden und Schmerzen. Und ich war schuld daran!
Vielleicht war es ihm jetzt vergönnt, zu *entschlafen*, im Schlaf zu sterben. Wir bemühten uns, daran zu glauben, machten uns gegenseitig Hoffnung. Diesmal mußte es glücken. »Du hast ja eine Roßkur mit Digitalis hinter dir, niemand könnte das überleben! Dann noch die starken Schlaftabletten. Diesmal wird es endgültig sein, sei ganz beruhigt, Sven-Erik.«
Ja, er verließ sich auf mich. Er hatte schon den Pfleger unterrichtet, er wolle diese Nacht nicht gestört werden, er wolle schlafen.
Ich bat ihn, nun froh zu sein. »Lieber Freund, laß alles hinter dir, sei nun ganz ruhig und zuversichtlich, alles nimmt seinen Gang. Nun kommt das Ende.«
Ich prüfte seinen Puls, fand ihn schwächer, er schien befriedigt darüber. Trotzdem hing an diesem Tage eine angstvolle Ungeduld in der Luft.
Es dauerte lange, bis die Tabletten wirkten, ich mußte bis

nachmittags fünf Uhr warten. Dann endlich schlief er schwer und schnarchend. Es war unmöglich, ihn zu wecken. Ich rief ihn mehrmals laut bei seinem Namen, ganz nahe an seinem Ohr. Aber er antwortete nicht. Er schlief. Und ich ging.

Jetzt, da alles vorüber ist, muß ich sagen, daß ich niemals vorher einem so tapferen Menschen begegnet bin. Nicht ein einziges Mal sprach er von Angst, von Unbehagen oder vom Aufgeben. Die ganze Zeit war er ruhig und unerschütterlich, fest entschlossen. Und nicht ein einziges Mal zeigte er sich ungeduldig oder böse mir gegenüber, die ihn doch in eine so widrige Situation gebracht hatte.
Ich empfinde große Bewunderung für Sven-Erik, wenn ich an ihn denke.

Als ich am nächsten Morgen anrief, antwortete wieder ein Pfleger. Doch, sicher könnte ich mit Sven-Erik sprechen. Er sei schon wach und eben beim Frühstücken.
Das konnte doch nicht wahr sein! Nicht nur, daß er lebte – er konnte auch essen.
Ich würde ein Taxi nehmen und sofort kommen, bat ich ihm zu bestellen. Ja, das ginge gut, hörte ich Sven-Erik mit leiser Stimme sagen.
Der Pfleger öffnet mir die Tür. Sven-Erik ist in seinem Bett, halb sitzend, verschwitzt, unrasiert, sein Gesicht glänzt, seine Augen sind trübe, wie mit einer weißlich-grauen Haut überzogen. Er sieht furchtbar schlecht aus. Kann kaum reden, nur murmeln, lallen. Wie ist es möglich, daß er etwas zu sich nehmen kann, wenn er doch so krank wirkt, frage ich den Pfleger.
»Sven-Erik will essen«, antwortet der Mann und schiebt ihm einen Löffel mit einer Speise in den Mund. Sven-Erik kaut und bestätigt, daß er etwas essen will.
Ich bin völlig verzweifelt, bitte den Pfleger, uns eine Weile allein zu lassen, wir hätten etwas zu besprechen. Der Mann geht, will aber in zehn Minuten wiederkommen.
Wie es dem Pfleger geglückt sei, ihn zu wecken, könne er nicht verstehen, berichtet Sven-Erik. Er habe tief geschlafen, vermutlich die ganze Nacht, er kam erst zu vollem Bewußtsein, als der Pfleger ihn heftig schüttelte. Er fühle sich noch benommen von den Schlaftabletten und den Digitalisgaben.
Ich gebe ihm noch einmal Tabletten, auch Schlaftabletten. Es muß doch jetzt ein Ende sein, sagen wir uns beide.

Der Pfleger kommt zurück. Sven-Erik scheint schwer krank zu sein, sage ich ihm. Ich empfehle ihm, die Ambulanz zu verständigen. Ich finde es für richtig, alles sofort in die Wege zu leiten, bei der nächsten Schicht könnte ein anderer Pfleger kommen und sich seine Gedanken machen, wieso Sven-Erik in so schlechtem Zustand nicht ins Krankenhaus gebracht worden ist.
Der Pfleger ruft den Rettungswagen. Sven-Erik ist von den Tabletten stark benommen, ist aber immer noch ansprechbar und kann antworten. Es gehe ihm ganz gut, sagt er. Er begreift, daß wir ihn jetzt mit der Ambulanz ins Krankenhaus bringen lassen.
Als der Wagen kommt, schläft er tief. Der Pfleger und ich fahren mit. In der Südklinik müssen wir eine Stunde warten, bis ein Arzt kommt. Sven-Erik schläft tief, er schnarcht sogar.
Dann kommt ein junger Arzt, und ich zeige ihm Sven-Eriks »Sterbewillenserklärung«, das Testament, in dem er sich jedwede Behandlung verbittet, sofern keine Hoffnung auf wirkliche Heilung besteht.
Der Arzt findet es in diesem Falle nicht angebracht; hier handle es sich doch weder um einen Unglücksfall noch um eine unheilbare Krankheit oder senile Demenz.
Ich erkläre das Testament als absolut anwendbar, da der Kranke an unheilbarer Multipler Sklerose leide und versuchte, sich das Leben zu nehmen, um diesem Leiden zu entgehen. Es sei selbstverständlich, daß das Testament auch bei Selbstmordversuch in Kraft trete.
Der Arzt fragt den Pfleger, ob er wisse, wie der Selbstmordversuch geplant war. »Vermutlich durch Mogadon«, sagt der Pfleger. Ich behaupte, nichts zu wissen.
Der Arzt verläßt uns, und wir müssen wieder eine halbe Stunde warten, bis eine Krankenschwester und eine Helferin kommen, um eine Blutprobe abzunehmen.
Gleichzeitig mit dem Pfleger gehe auch ich. Jetzt hat die Intensivstation Sven-Erik übernommen, und man wird versuchen, ihn nach seinem Selbstmordversuch wieder aufzubauen.
Am nächsten Tag besuche ich ihn. Er ist noch immer nicht »ganz da«, hängt an einer Tropfinfusion. (Soweit ich mich erinnere; es ist schwer, alle Details im Gedächtnis zu behalten.)
Das EKG sei in Ordnung, sagt der von mir befragte Abteilungs-

arzt. »Er hat nur eine Überdosis Schlafmittel genommen, aber schwache Tabletten, nur Mogadon, wurde mir erzählt. Er wird sicher bald wach werden. Es besteht keine Gefahr für ihn, nach etwa drei Tagen schicken wir ihn wieder nach Hause.«
»Ich wollte mir nur Gewißheit verschaffen, daß im Krankenhaus nichts Unnötiges getan wird, um ihn am Leben zu halten«, erkläre ich dem Arzt. Er habe ja zu diesen Fragen sein »Testament« geschrieben, und ich fühlte mich verpflichtet, es an seiner Statt zur Sprache zu bringen.
»Keine Gefahr«, antwortet der Arzt. »Wir unternehmen nichts. Das ist auch nicht nötig, es handelt sich nur um eine kleine, einfache Vergiftung mit Schlaftabletten. Ganz ohne Komplikationen, er ist bald wieder zu Hause.«
»Allerdings sind wir für ihn verantwortlich«, versichert er mir, »und deshalb müssen wir versuchen, ihn zumindest nicht in schlechterer Verfassung heimzuschicken, als er hierher gebracht wurde.«
Auf der Intensivstation bei Sven-Erik liegen noch fünf andere Selbstmordfälle. An Schläuchen, an Infusionen. Vermutlich werden sie alle ins Leben zurückgeholt, um dann wieder nach Hause gehen zu müssen.

An allen darauffolgenden Tagen besuche ich Sven-Erik, er wirkt nun munterer. Aber er ist müde und hat wunde Stellen am Körper, sie haben ihn hochgebettet, und er muß auf einer Seite liegen. Er fühle sich gar nicht wohl, bekennt er. Und er sei traurig, daß wir wieder nichts erreicht haben. Er wolle noch einen Versuch riskieren.
Ich sitze an seinem Bett, und wir sprechen sehr leise miteinander. Nicht vorstellbar, wenn uns jemand zuhören könnte! Er sagt, er habe nichts bereut, er wolle sterben, das sei sein einziger Wunsch.
Und ich werde es nochmals versuchen, ihm zu helfen, verspreche ich. Es sei ja meine Pflicht. Es war mein Fehler, daß es bis jetzt nur Mißerfolge gab. Nun müsse ich mich nochmals einsetzen, das sei ich ihm schuldig.
Ich frage ihn: »Aber bist du dir wirklich ganz sicher? Willst du nicht mehr überlegen? Wagst du es wirklich noch einmal?«
»Ja, unbedingt«, sagt Sven-Erik mit seiner sanften Stimme, »es ist mein einziger Wunsch.«
Und er sieht mir dabei fest in die Augen, weicht meinem Blick nicht aus.

Bei meinem nächsten Besuch bringe ich einen befreundeten Arzt mit, Dr. David Hummel, der selbst vorgeschlagen hatte, als Zeuge mitzukommen, um mit eigenen Ohren zu hören, daß Sven-Erik zu sterben wünsche.

Dr. Hummel bittet mich, nicht mit an Sven-Eriks Bett zu kommen. Er möchte mit Handberg allein sein und sich vergewissern, wie die Dinge liegen. Er nimmt sich einen Stuhl, setzt sich neben das Bett und beugt sich nahe zu dem Patienten.

»Ja, er will es. Er will nur mehr eines: Sterben.«

Nach diesem Gespräch erzählt Sven-Erik mir und Dr. Hummel, ein Psychiater habe ihn besucht und Fragen an ihn gestellt: Ob und wer ihm geholfen habe, die Tabletten einzunehmen, und ob er sich für eine Zeitlang in die Psychiatrische Klinik legen wolle.

Sven-Erik habe ihm zur Antwort gegeben, daß es keiner psychiatrischen Behandlung gelingen könne, ihn dazu zu bringen, noch länger mit seiner Krankheit und seiner Lähmung leben zu wollen.

Und er sprach mit heftiger Ablehnung, mit Abscheu von der Verständnislosigkeit dieses Psychiaters, dem zudem die Kenntnisse über die Lage kranker Menschen zu fehlen schienen.

Erst am Montag, fünf Tage nach dem letzten mißglückten Selbstmordversuch, wurde Sven-Erik entlassen, trotz 38,5 Fieber. Aber er wollte aus dem Krankenhaus heraus. Wir hatten verabredet, daß ich mit hundert Diminal Duplex und Insulin für eine Spritze zu ihm kommen würde. Der Arzt, der uns mit den Digitalistabletten den Freundschaftsdienst geleistet hatte, wollte nun per Post in einem Umschlag alles schicken, was ich brauchte, um den Apotheker nicht mehr zu beunruhigen. Wir, der Arzt und ich, fühlten uns beide moralisch verantwortlich für Sven-Erik Handberg. Es war ganz einfach unsere Pflicht, ihm Sterbehilfe zu leisten.

Die hinter uns liegende Woche war qualvoll, die reine Tortur, voller Unruhe, Ungewißheit und einem starken Schuldgefühl.

Als ich abends um acht Uhr zu ihm komme, liegt Sven-Erik in seinem Bett. Noch dringt Licht des Frühlingsabends ins Zimmer, aber sein Nachtlämpchen brennt trotzdem. Er sieht schwer mitgenommen aus. Er hat hohes Fieber und redet wirr, phantasiert, er bekäme noch heute abend Besuch eines spanischen Widerstandskämpfers aus seiner Berliner Zeit.

»Er ist tot«, sagt Sven-Erik, »aber er hat mir versprochen, zu kommen.«

O Gott, wie furchtbar ist dies alles. »Wir müssen uns beeilen«, sage ich. »Jeden Augenblick kann ein Pfleger kommen oder anrufen.« Ich habe Angst, aber jetzt ist es zu spät. Was ich versprochen habe, habe ich versprochen. Ihn im Stich zu lassen, wäre unverzeihlich, ein Verbrechen.
Ich gebe ihm siebzig Diminal Duplex, jedesmal zehn auf einem Löffel. Er schluckt sie mit Saft hinunter. Keinerlei Schluckbeschwerden. Und auch diesmal nicht der leiseste Hauch von Unentschlossenheit oder Angst.
Er fragt nicht, er klagt nicht, und er klagt nicht an, er weint nicht, nicht einmal seine Stimme zittert. Er habe sich entschieden, was gibt es noch zu zögern.
Aber gerade jetzt habe ich große Angst. Nicht, daß es nochmals mißglücken könnte, diesmal muß es das letzte Mal sein. Aber ich habe furchtbare Angst, daß Sven-Erik über das Haustelefon angerufen werden könnte und dann, umnachtet von Tabletten, nicht mehr imstande wäre, zu antworten oder...
Ich sage ihm, wie elend ich mich fühle, wie eine Mörderin.
Die große Menge Schlaftabletten wirken diesmal rasch. Seine Rede wird immer unklarer, er atmet laut und keuchend.
Ich hole zwei kleine Fläschchen mit Insulin und die Injektionsnadel. Hoffentlich gelingt es mir, richtig zu spritzen, ich habe es noch nie getan. Was tun, wenn die Nadel bricht? Wenn ich nicht richtig einstechen kann? Oder – wenn am Ende gar jemand käme und Sven-Erik bewußtlos vorfände? Wenn er noch einmal zur Intensivstation gebracht, noch einmal ins Leben geholt würde und dann noch viel elender zurückkäme? Die Gedanken rasen. Unsere heftigen Atemzüge erfüllen den Raum. Kann ich es, werde ich es schaffen? Es geht nicht mehr um einen »schönen Tod«. Es ist auch nicht mehr Zeit für gute, liebevolle Worte.
Sven-Erik atmet immer heftiger. Und in diesem Augenblick klingelt das interne Telefon, und im Lautsprecher an der Wand, neben seinem Bett, fragt eine Stimme, wie es Sven-Erik gehe. Er kann kaum mehr sprechen, atemlos stößt er ein paar unverständliche Worte heraus.
Noch einmal fragt die Stimme aus dem Lautsprecher: »Wie geht es dir? Brauchst du etwas, kann ich etwas für dich tun?«
»Nein, nein«, keucht Sven-Erik.
»Aber soll ich nicht doch für einen Augenblick hinaufkommen und nach dir sehen?« wird hartnäckig gefragt.
»Nein, nein«, antwortet er stammelnd, die Worte kommen

stoßweise, nur mit großer Mühe hervorgepreßt. Die Stimme im Lautsprecher gibt nicht nach. »Ist wirklich alles in Ordnung, Sven-Erik?«
»Ja, ja, alles ist gut, jetzt ist es vorbei.« Er atmet wie ein Blasebalg.
Ich winde meine Hände in Entsetzen. Um Gotteswillen, jetzt darf niemand kommen.
»Was ist vorbei?« fragt die Stimme, plötzlich sehr aufmerksam.
»Nein, nein, alles ist gut, du brauchst nicht zu kommen, ich will jetzt schlafen.«
»Na, dann o.k.« sagt die Stimme, »Gute Nacht, ruf an, wenn du etwas brauchst.«
»Danke, guter Gott«, sage ich laut.
Jetzt müssen wir uns beeilen ... ich fülle die Spritze mit Insulin, reiße das kleine Pflaster ab, das seit der Blutprobe im Krankenhaus noch immer in seiner rechten Armbeuge klebt, und führe die Nadel ziemlich horizontal ein. Er spürt den Stich nicht, er ist schon auf dem Wege in die Umnachtung, es besteht keine Gefahr, daß ich ihm wehtue.
Mir ist, als dröhne mein Herzschlag durch den Raum.
Ich sauge so viel Insulin wie möglich aus der nächsten Flasche und steche die Nadel an derselben Stelle ein. Dann befestige ich das Pflaster wieder an seiner Haut. Das alles nimmt nur wenige Minuten in Anspruch, aber mir kommt es wie eine Ewigkeit vor. Ich rede noch mit ihm, ich weiß nicht, ob er meine Anwesenheit noch spürt, aber seine Augen sind offen. »Jetzt brauchst du nicht mehr zu leiden und nie mehr Angst zu haben«, sage ich. »Jetzt ist alles vorbei, du kannst dich darauf verlassen.«
Nur wenige Minuten nach der zweiten Injektion wird Sven-Erik bewußtlos. Er antwortet nicht mehr, wenn ich ihn anspreche, sein Kinn fällt schwer hinunter und entblößt die Prothese des Unterkiefers.
Ich kann nichts mehr für ihn tun. Rasch stelle ich im Zimmer die Ordnung her und gehe dann, laufe zum Lift und fahre die acht Stockwerke hinunter in beklemmender Angst, jemand zu treffen, entdeckt zu werden.
Es ist halb elf Uhr. Ich fahre durch die bleiche, schimmernde Frühlingsnacht heimwärts.

Zusammenfassung

Das Dogma von der Unantastbarkeit menschlichen Lebens hat ohne Zweifel viel sinnloses Leid auf der Welt verursacht. Die meisten ärztlichen Bestimmungen enthalten den Paragraphen über »die Pflicht, menschliches Leben zu erhalten«. In den amerikanischen Ärztestatuten wird allerdings von dem »Respekt vor der Würde des Menschen« gesprochen. Ich finde, zwischen diesen ethischen Formulierungen ist ein klarer Unterschied.

Sind wir der Ansicht, das Leben sei heilig, dann kann man folgerichtig annehmen, der Mensch werde gezwungen, angesichts des Todes gewisse Leiden zu ertragen. Das Leben muß ja um jeden Preis erhalten werden. Geben wir aber der Würde des Menschen den Vorrang, dann ist es grausam und verletzend, ihn sinnlos leiden zu lassen. Dann sollte eben dieses Leiden um jeden Preis bekämpft werden.

Es ist an der Zeit, die Thesen über die Menschenwürde und die Unantastbarkeit des Lebens zu überprüfen. In Schweden haben wir ein kleines Wegstück hinter uns gebracht: durch die Straffreiheit der Abtreibung. Aber wir müssen noch weitergehen. Abtreibung wurde früher als schweres Verbrechen gegen Gesetz und Ethik angesehen, heute denken wir in dieser Frage ganz anders. Es dürfte auch nicht mehr Entsetzen und moralische Entrüstung hervorrufen, wenn man einem Menschen auf seinen ausdrücklichen Wunsch Sterbehilfe gibt. Ich selbst bin geneigt, dies eher als einen Akt der Barmherzigkeit und Menschenliebe zu sehen. Die Welt von heute ist so voller menschlichen Leides, daß wir jede Möglichkeit, es zu verringern, dankbar nützen sollten. Wer wollte Hilfe verweigern, wenn Menschen, deren Leben für lange Jahre ein einziges großes furchtbares Inferno ist, in den ewigen Frieden eingehen wollen?

Unsere Möglichkeiten, menschliches Leiden zu lindern, sind heute gewaltig verbessert, und wir sollten sie ausschöpfen und anwenden. Früher, als es noch keine Narkose gab, reichte man einen großen Schluck Whisky, bevor man ein Bein amputierte. Jetzt verfügt die ärztliche Wissenschaft über Morphium und

Heroin, zögert aber, es in vollem Umfang einzusetzen. Aus Angst, den Geschehnissen vorzugreifen, den Tod zu beschleunigen (was nach dem Gesetz nicht erlaubt ist), nimmt man innerhalb der Krankenpflege von effektiver Schmerzlinderung Abstand und zwingt den Menschen damit zu unnötigem Leiden.

Die Sozialbehörden und die Ärzteausschüsse zur Wahrung des ärztlichen Berufsethos haben es nicht gewagt, zu dieser Frage klar Stellung zu nehmen. Eine Delegation des Ärztestandes veranstaltete im Mai 1974 ein Symposium über Sterbepflege. In ein paar kurzen Sätzen sprach man über Schmerzlinderung, leider in ängstlicher, ausweichender Form. Es hieß: »Alle schienen einer Meinung zu sein, daß schmerzstillende Mittel während des hier besprochenen Lebensabschnitts ohne Rücksicht auf eventuelles Gewöhnungsrisiko in entsprechender Dosierung und in den aus Erfahrung festgesetzten Intervallen für jeden einzelnen Fall zu verordnen sind.«

Gewöhnungsrisiko angesichts des Todes! Eine Befürchtung, die nicht der Komik entbehrt. Der Arzt hat Angst, daß der Patient auf seinem Sterbelager noch Narkomane wird. Sollte nicht der Leidende und Sterbende selbst das Morphium dosieren? Sollte er nicht bestimmen dürfen, ob er die ganze Dosis auf einmal haben will, statt durch geizig portionierte Gaben viele qualvolle Monate durchstehen zu müssen?

In dem Gutachten der Sozial- und Fürsorgebehörden zu dem Sozialausschuß des Reichstags (21. 1. 1974) verdient folgender Passus erwähnt zu werden. Wir begegnen hier derselben Bevormundung, derselben Angst und Gefühllosigkeit dem leidenden Patienten gegenüber wie bei der Delegation zur Wahrung des ärztlichen Ethos. Die Sozialbehörden schreiben:

»Wie lange sollte eine Behandlung durchgeführt werden? Wann darf sie abgebrochen werden? Die Sozialbehörde sieht es in diesem Zusammenhang als wesentlich an, Prinzipien aufzustellen, wonach jedem Kranken geeignete Pflege zu geben ist, solange nicht ›alle Hoffnung‹ vergebens ist. (Vergleiche § 3 der Allgemeinen Ärztebestimmungen, daß dem Patienten die Behandlung geboten werde, die sein Zustand erfordert.) Doch beinhaltet dieser Paragraph keinesfalls die Forderung, Pflege *ad absurdum* zu praktizieren. Es gibt Krankheitsfälle, deren Ausgang mit absoluter Sicherheit vorausgesagt werden kann. Bei totalem und unwiderruflichem Ausfall der Gehirnfunktionen beispielsweise – es geht hier ausnahmslos um Fälle, die

Respiratorbehandlung zur Aufrechterhaltung der Atemfunktionen verlangen – kann keine Behandlung helfen. Hat die Prognose dies ergeben, wird eine Behandlung und Fortsetzung schon zur Anwendung gebrachter Maßnahmen – gemäß ›von Wissenschaft und Praxis anerkannten, gültigen Regeln und Erkenntnissen der ärztlichen Kunst‹ – als nicht erforderlich angesehen...«
Hier sprechen die Sozialbehörden also vom totalen Gehirntod, wonach der Mensch – ganz einfach den Gesetzen der Vernunft entsprechend – als tot anzusehen ist, unwiderruflich tot. Die Sozialbehörde gibt den Ärzten also die Genehmigung, die Behandlung eines toten Menschen abzubrechen – das ist so radikal, daß es einem die Rede verschlägt! Man weiß nicht, ob man sich empören oder weinen soll über diese wirklichkeitsfremde und ängstliche Einstellung.
Es ist demnach wohl mehr als selbstverständlich, daß als Kriterium neben dem Herztod auch der Gehirntod anerkannt werden müßte.
In einem weiteren Gutachten führt die Sozialbehörde noch aus: »Es können auch andere Situationen eintreten, die ein Weiterführen der Behandlung vom medizinischen Standpunkt aus sinnlos erscheinen lassen. Dies näher auszuführen, ist jedoch aus verständlichen Gründen nicht am Platze, da es immer einer Beurteilung von Fall zu Fall bedarf, die wieder Kenntnis sämtlicher aus medizinischer Perspektive wichtiger Umstände voraussetzt, um Stellung nehmen zu können.«
Hier drücken sich die Sozialbehörden davor, jene Krankheitszustände anzugeben, bei denen eine Weiterbehandlung sinnlos ist. Und doch wäre das im vollem Umfang möglich. Ein einziges Beispiel: der Fall Ann Quinlann, USA. Hier ein Blick in die Unterlagen: Nach Einnahme einer Überdosis Schlafmittel wurde das Mädchen bewußtlos in ein Krankenhaus eingeliefert. Sie erwachte nie mehr aus dem Koma, war aber über ein Jahr an das Beatmungsgerät angeschlossen. Die Eltern richteten ein Gesuch an die Justizbehörden, man möge das Abschalten des Respirators zulassen. Reichlich spät genehmigte das Gericht den Antrag, der Respirator wurde abgeschaltet, aber das Mädchen starb nicht, wie man gehofft hatte, denn die künstliche Ernährung wurde weiter betrieben und damit auch das »Leben«. Dieses Mädchen wird niemals aus der Bewußtlosigkeit erwachen.
In Schweden gibt es ähnliche Fälle. Hier könnte festgestellt

werden, daß eine Ernährung mittels Sonde bei einem bewußtlosen Patienten nicht mehr als medizinische Behandlung anzusehen ist. Nach von Wissenschaft und Praxis anerkannten, gültigen Regeln und Erkenntnissen der ärztlichen Kunst sollte daher eine Behandlung wie künstliche Ernährung sofort abgebrochen werden.

So könnten die Sozialbehörden Fall für Fall überprüfen und weitere Behandlungen als sinnlos erkennen, da sie für den Patienten nur unnötiges Leiden mit sich bringen. Nach wiederholten Hirnblutungen und Herzinfarkten mit totaler Lähmung, Aphasie (Verlust der Sprache) und schwerem Verwirrungszustand müßten alle Behandlungen als sinnlos erkannt und dem Patienten das Recht auf unbegrenzte Morphiumgaben zuerkannt werden, so daß der ersehnte Tod rascher eintreten kann.

Was wir heute brauchen – abgesehen von einer klaren Gesetzesfindung über passive und aktive Euthanasie –, sind klare Festlegungen und Anweisungen der Sozialbehörden. In diesen Anordnungen müßte ausdrücklich verboten werden, lebenserhaltende Behandlung zu geben, wenn der Kranke eindeutig nicht mehr gerettet oder sein Zustand nicht mehr verbessert werden kann. Ebenso müßte ausdrücklich genehmigt werden, Morphium in sehr hoher Dosierung als Schmerzlinderung zu verordnen, auch wenn der Sterbeprozeß dadurch beschleunigt werden sollte.

Die Sozialbehörden müßten routinemäßiges Verordnen von lebenserhaltenden Behandlungen ausdrücklich verbieten; leider werden sie jetzt noch immer praktiziert, auch wenn es nach »von Wissenschaft und Praxis anerkannten, gültigen Regeln und Erkenntnissen der ärztlichen Kunst« als vollkommen sinnlos angesehen werden muß. Ebenso müßte ausdrücklich erlaubt werden, solche Behandlungen abzubrechen, wenn sie zum Beispiel auf Grund einer Fehldiagnose des Arztes begonnen wurden.

Ein Beispiel: Nach einem Verkehrsunfall wird ein Patient bewußtlos in die Klinik gebracht. Der Arzt legt ihn unter den Respirator im guten Glauben, die Bewußtlosigkeit sei zu beheben, der Patient werde gesunden. Nach einigen Wochen sieht der Arzt seinen Irrtum ein. Der Verletzte kommt nicht mehr zu Bewußtsein, und diagnostische Tests ergeben, daß er auch nie mehr aufwachen wird. Der Arzt müßte dann das Recht haben, den Respirator sofort abzuschalten.

Erwacht ein Patient nach einem Unglücksfall zu vollem Bewußtsein und ist vollkommen gelähmt, und erklärt er eindeutig, er wolle sterben – anstatt den Rest seines Lebens gelähmt in einem Bett zu liegen –, müßte der Patient das Recht auf Sterbehilfe haben. In diesen und ähnlichen Fällen ist es Sache der Sozialbehörden, Richtlinien zu erlassen, um den Ärzten Sicherheit zu geben. Der Arzt soll nicht das Risiko der Anklage, eines Menschen Tod verursacht zu haben, auf sich nehmen müssen.

Auf das Recht des Patienten, Behandlungen oder Pflege abzulehnen, kann nicht genug hingewiesen werden. Leider sind sich hier die wenigsten Menschen heute dessen bewußt. Nicht selten werden Patienten zu Behandlungen verschiedenster Art überredet unter Vorspiegelung falscher Tatsachen, nämlich, daß ihr Gesundheitszustand dadurch verbessert würde. Der Patient erduldet eine Rückenoperation im guten Glauben, seinem Rückenleiden Besserung zu verschaffen. Aber die Operation mißglückt, und er wird gelähmt. In einem solchen Falle müßte der Patient selbstverständlich ein Recht auf Sterbehilfe haben. Oder ein anderes Beispiel: Beinamputation. Ein Patient leidet an Skelettkrebs, der Arzt schlägt eine Amputation vor, um damit dem Krebs Einhalt zu gebieten. Doch es mißglückt, die Krankheit ist nicht zu stoppen. Auch hier sollte der Patient das Recht auf Sterbehilfe haben, wenn er seinen Zustand nicht bis zuletzt ertragen kann.

Wir brauchen heute klare Gesetze zur Frage der passiven und aktiven Euthanasie. »Tötung auf Verlangen« sollte also gesetzlich erlaubt sein. Auch die Berufsordnung der Ärzte braucht heute in dieser Hinsicht einen neuen Paragraphen. In der Zeitschrift *Nordisk Medicin* Nr. 4/76 brachte ich einen Vorschlag für eine solche Bestimmung, mit der Begründung, daß die rasche Entwicklung auf dem Gebiet der ärztlichen Wissenschaft neue Situationen geschaffen hat, die neue Festlegungen verlangen. Die medizinische Technik bedeutet für Ärzte wie für Patienten eine Gefahr. Ein neuer Paragraph zu den Standesregeln der Ärzte könnte etwa so abgefaßt werden:

»Der Arzt darf nicht alle Möglichkeiten der medizinischen Technik ausschöpfen, wenn diese schweres und unnötiges Leiden für den Patienten mit sich brächten. Er muß das Recht des Patienten auf einen würdigen Tod respektieren, ebenso das Recht, lebensverlängernde Pflege mündlich oder in einem ›Testament‹ abzulehnen. Passive Sterbehilfe in diesem Sinne kann daher dem Ethos des Ärzteberufes nicht widersprechen.«

Komm, wenn ich schlafe, aber weck' mich nicht,
Leg deine eiskalte Hand auf meine Stirn,
dann vergeht das Fieber,
dieses alte, eigensinnige Fieber,
das wir Leben nennen.

So schreibt Bo Bergman über den Tod in seiner Gedichtesammlung *Die Kette.* Er war damals beinahe neunzig Jahre alt.

Ja, so wollen wohl die meisten sterben, im Schlaf, nichts ahnend, befreit von körperlicher und seelischer Last und Todesangst, unmerklich und weich hinübergleiten in den barmherzigen, ewigen Schlaf.

Aber leider dürfen dies nur die wenigsten, weil festgehalten wird an dem Dogma von der Heiligkeit des Lebens, von der Unantastbarkeit des Lebens.

In Deklarationen der Vereinigten Nationen über die Menschenrechte wird in den Artikeln 3 und 5 gesagt, jeder Mensch habe ein Anrecht auf Leben und Freiheit, und niemand dürfe Torturen oder Grausamkeiten, Unmenschlichkeit und erniedrigender Behandlung ausgesetzt werden. Man hat *ein Recht auf Leben.* Aber man wird nicht gezwungen zu leben, und man brauchte daher auch nicht unter erniedrigenden und unmenschlichen Bedingungen zu leben. Der Mensch muß das Recht haben zu sterben, wenn er den Tod dem Leben vorzieht, wenn er die Gaben des Lebens, die Bürden des Lebens nicht mehr ertragen kann. Es sollten ihm Qualen der Krankheit und ein sich lange hinziehender Todeskampf erspart bleiben, wenn er es so wünscht, und er sollte dabei Hilfe bekommen.

Die Zeit ist nun reif geworden, daß dem Menschen die volle Verantwortung für seinen Tod zugestanden wird.

RUDOLF WASSERMANN

Die Sterbehilfe im Recht der Bundesrepublik

EIN JURISTISCHER KOMMENTAR

ÜBERSICHT

Feriant omnes – ultima necat.
Alle (Stunden) verwunden, die letzte tötet.

Sonnenuhr am Kloster São Francisco, Bahia

EINLEITUNG

Das Urteil, das schwedische Richter über Berit Hedeby und Ragnar Toss gesprochen haben, hat eine strafrechtliche Auseinandersetzung beendet: mehr nicht. Die Diskussion geht weiter. Vergleichbare Fälle, in denen Menschen unheilbar Kranke aus Mitleid getötet haben, kommen immer wieder vor. In solchen Strafprozessen manifestiert sich ein Konflikt zwischen individueller Ethik und positivem Recht, der wahrhaft tragischen Charakter hat. Auch die Rechtsordnung der Bundesrepublik, wiewohl humaner als die meisten staatlichen Rechtssysteme, hat auf die aus Konflikten dieser Art hervorgehenden Fragen noch keine zureichende Antwort gefunden. Nicht nur die Betroffenen und die Handelnden, auch die Richter, die Angeklagte verurteilen sollen, die nach langer Gewissensqual sich zur Euthanasie entschlossen haben, befinden sich in einem Dilemma, in dem sie nach Auswegen suchen.

Anfragen erreichen die Justiz auch zunehmend aus dem Kreis der Ärzte, die sich im Grenzbereich von Leben und Tod allein gelassen fühlen und in ihrer Unsicherheit nicht nur nach Lichtsignalen ausschauen, die diese juristische Grauzone erhellen, sondern auch Richtlinien oder Orientierungspunkte verlangen, an die sie sich halten können. In dieser Forderung spiegelt sich zunächst einmal die drohende Auffächerung der ärztlichen Berufsethik wider, die ihrerseits eine Erscheinungsform jener bekannten Vorgänge ist, die zur Differenzierung der gesellschaftlichen Auffassungen über Ethik und Moral geführt haben und seit langem Stoff für unzählige Wert- und Pluralismusdebatten bieten. Zum anderen spielt aber auch der Umstand eine Rolle, daß die Möglichkeiten der modernen Medizin – man zögert, unreflektiert vom »Fortschritt« zu sprechen – die Stellung und das Selbstverständnis des Arztes gegenüber dem Sterbenden grundlegend verändert haben. Je mehr die Erkenntnis der Beeinflußbarkeit des Lebens- bzw. Sterbeprozes-

ses durch die moderne Medizin um sich griff, um so deutlicher wurden auch den Ärzten die neuen Verantwortungen bewußt, die ihnen ihr Beruf auferlegt.
Die Rechtsordnung kann sich der Aufgabe, Antworten auf die ihr gestellten Fragen zu geben, nicht entziehen. Notwendigerweise muß jedoch auf eine Begrenzung hingewiesen werden, der alle Antwortversuche unterliegen. Was Recht im Grenzbereich von Leben und Tod ist, kann nicht einfach aus Gesetzestexten abgelesen werden. Entscheidend ist oft die Interpretation der einschlägigen Normen. Diese Abhandlung setzt sich nicht zum Ziel, die Fülle der Literatur zum Thema Sterbehilfe durch eigenwillige Optionen zu bereichern. Es geht ihr lediglich darum, zur Handlungs- und Entscheidungssicherheit in diesem Bereich dadurch beizutragen, daß sie sich um die Klärung und Durchsetzung solcher Rechtsmeinungen bemüht, die in der demokratischen Gesellschaft der Gegenwart als konsensfähig angesehen werden können.
Im Mittelpunkt steht die strafrechtliche Bewertung der typischen Vorgänge, die heute als Sterbehilfe bezeichnet werden (III). Dieser Untersuchung gehen begriffliche Klärungen und Abgrenzungen sowie eine kurze Betrachtung der Verfassungslage voraus (I und II). Zum Abschluß wird die Frage beantwortet, ob und welche Regelungen zu einer Neuordnung des Rechts der Sterbehilfe notwendig sind (IV).

I. STERBEHILFE UND RECHT

1. Ein mißbrauchter Begriff

Obwohl kein Zweifel daran besteht, daß die Problematik der Sterbehilfe zu den Herausforderungen gehört, denen sich die Juristen in der Bundesrepublik stellen müssen, kann man nicht übersehen, daß sich noch immer viele scheuen, in der Diskussion Stellung zu beziehen. Vorurteile beherrschen das Feld, und mehr als in anderen Debatten besteht bei diesem Diskurs die Gefahr der Befangenheit. In Deutschland ist diese Gefahr besonders groß, weil der Begriff Euthanasie im NS-Regime als Deckmantel für ein Vernichtungsprogramm mißbraucht wurde, das der Auslöschung sogenannten lebensunwerten Lebens galt. Man kann deshalb gar nicht deutlich genug darauf hinweisen, daß das, was damals in Deutschland geschah, nichts mit der Problematik zu tun hat, die uns hier beschäftigt. Die nationalsozialistischen Vernichtungsaktionen, durch die zwischen 1939 und 1945 mehr als hunderttausend Geisteskranke umgebracht wurden, waren ein geheimer, organisierter Massenmord aus utilitaristischen Gründen. Hier von sozialer oder wirtschaftlicher Euthanasie zu sprechen, läuft auf eine den wirklichen Sachverhalt verhüllende Begriffsperversion hinaus. Unser Thema hat mit dieser Tötungspraxis einer bürokratisierten Todesmaschinerie nichts gemein. Es geht um etwas ganz anderes: um die individuelle Hilfe für Menschen, die auf eine barmherzige und würdige Weise sterben wollen, weil sie das Leben wegen Krankheit und Leiden nicht länger ertragen.

Um Mißdeutungen zu vermeiden, haben Ärzte und Juristen vorgeschlagen, den Begriff der Euthanasie überhaupt aus der Diskussion zu verbannen. Von einer solchen Sprachregelung verspreche ich mir jedoch nichts. Die *verantwortbare Hilfe zum guten Tod* – nichts anderes bezeichnet der Terminus Euthanasie – ist genau das Problem, um das es geht. Wenn wir es anders bezeichnen – etwa von Mitleidstötung, Gnaden- oder Barmherzigkeitstod sprechen –, so ändert dies an der Sache nichts. Man würde nur vor dem Mißbrauch kapitulieren, den die Nationalsozialisten mit dem Begriff getrieben haben, und einen Terminus preisgeben, der eine Möglichkeit bezeichnet, die im medizinischen Denken seit jeher eine Rolle gespielt hat.

Was not tut, ist allerdings eine klare begriffliche Trennung der beiden Möglichkeiten der medizinischen Beendigung des Lebens, die grundsätzlich voneinander verschieden sind. Die eine ist die Tötung bestimmter Menschen aus Nützlichkeitsgründen, der *medicated manslaughter* der Angelsachsen, die andere der »glückliche Tod«, die *euthanasia* der Antike, jener Tod, den man sich selbst oder den ein anderer einem gibt, das angelsächsische *mercy-killing*, die Tötung als Gnade, als Antwort auf die ausgesprochene oder unausgesprochene Bitte eines leidenden Menschen.

2. Sterbehilfe als ärztliche Rechtspflicht

Nicht nur aus medizinischen und ethischen, sondern auch aus rechtlichen Gründen gehört die Sterbehilfe als *Hilfe beim Sterben* zu den Aufgaben des Arztes. Darüber besteht keine

Meinungsverschiedenheit. Der Arzt hat die Rechtspflicht, dem Patienten, dessen Behandlung er übernommen hat, in jeder ihm möglichen Weise beizustehen. Zunächst einmal muß er alles in seinen Kräften Stehende tun, um Gesundheit und Leben des Kranken zu fördern. Ein Patient, der in Todesgefahr schwebt, ist noch nicht notwendigerweise ein Sterbender. Stets ist deshalb primär die Lebenserhaltung und Heilung anzustreben. Sterbehilfe setzt erst bei dem im Sterben liegenden Menschen ein, also bei dem auf den Tod Kranken oder lebensgefährlich Verletzten, bei dem der Arzt auf Grund klinischer Zeichen zur Überzeugung gekommen ist, daß die Krankheit irreversibel oder die traumatische Schädigung infaust verläuft und der Tod in kurzer Zeit eintreten wird.
Diese Definition des Sterbenden entspricht den »Richtlinien für die Sterbehilfe«, die die *Schweizerische Akademie der Medizinischen Wissenschaften* am 5. November 1976 veröffentlicht hat. Die Aufstellung dieser Richtlinien war eine bahnbrechende Tat. Neues Recht wurde dadurch natürlich nicht geschaffen, denn die Akademie hat keine Rechtsetzungskompetenz. Die Definition des Sterbenden, die sie vorgenommen hat, beruht jedoch auf dem ärztlichen Konsens nicht nur in der Schweiz, sondern überall in der Welt. Auch von der Rechtsordnung der Bundesrepublik wird diese Begriffsbestimmung akzeptiert. Zudem hat die Bundesärztekammer 1979 ebenfalls Richtlinien für die Sterbehilfe erlassen (Deutsches Ärzteblatt 1979, S. 958 ff.; im Anhang abgedruckt). Die Richtlinien der Bundesärztekammer unterscheiden sich substantiell nicht von dem schweizerischen Vorbild; sie sind lediglich den deutschen Rechtsverhältnissen und dem deutschen Sprachgebrauch angepaßt.
Sterbehilfe ist in erster Linie menschlicher Beistand. Juristisch relevant ist sie, wenn Eingriffe in die Lebensvorgänge vorgenommen werden, um das Eintreten des Todes zu beschleunigen (aktive Sterbehilfe), oder wenn Maßnahmen unterlassen oder nicht fortgesetzt werden, die das Leben des Todkranken verlängern könnten (passive Sterbehilfe). Aus diesen Begriffsbestimmungen geht schon hervor, daß Sterbehilfe nicht nur vom Arzt geübt werden kann, sondern von jedem, der mit dem Sterbenden in Kontakt kommt. Berit Hedeby ist keine Ärztin. Dennoch hat sie aktive Sterbehilfe im Sinne der Definition geleistet, wie denn überhaupt gerade die spektakulärsten Fälle von Sterbehilfe, mit denen sich die Justiz befassen mußte, nicht

das Verhalten von Ärzten, sondern von nahen Angehörigen oder anderen Personen betrafen, die Mitleid mit dem Sterbenden empfanden.
Wenn gleichwohl in der juristischen Diskussion vornehmlich die Situation des Arztes im Vordergrund steht, so hat das besondere Gründe, die im folgenden erörtert werden sollen.

3. Der Arzt als Herr über Leben und Tod

Die rechtliche Problematik bestimmter Formen der Sterbehilfe gehört zum Alltag des Arztes. Vereinfachend kann man sagen, daß es sich hier um ein Folgeproblem der Neudefinition des Todeszeitpunktes handelt, die die *Harvard Medical School* 1968 wenige Monate nach der ersten erfolgreichen Herztransplantation vorgenommen hat. Es handelt sich um die Verschiebung vom Herz- zum Hirntod. Bis zu dieser Neudefinition, die sich international in der Wissenschaft durchgesetzt hat und auch von der Rechtsordnung der Bundesrepublik akzeptiert wird, konnte sich der Arzt als bloßer Zeuge des Todes fühlen, nicht als Handelnder. Er »stellte« den Tod »fest«, bezeugte ein unwiderrufliches Naturereignis. Dieses Verständnis ist nicht mehr haltbar, nachdem die medizinischen Fortschritte vor allem auf dem Gebiet der Anästhesie, Reanimation und Intensivtherapie die Möglichkeit geschaffen haben, das Leben zu verlängern oder das Sterben zu beschleunigen. Wer z. B. den Tod durch Abstellen des Atemgeräts herbeiführt, stellt nicht mehr seinen Eintritt fest, er stellt ihn selbst her. Mit der Manipulierbarkeit des Sterbeprozesses aber ist der Arzt in die Stellung des Herrn über Leben und Tod eingerückt. »Er registriert nicht mehr den Zeitpunkt des Lebensendes, sondern setzt ihn nach eigener Wahl fest« (Jean Ziegler, Les vivants et la mort, deutsch bei Luchterhand, Darmstadt und Neuwied 1977, S. 80). Der Arzt ist nicht mehr bloß der Begleiter des Sterbeprozesses, er verwaltet und beherrscht ihn auch.
Natürlich läßt sich dieser Betrachtung entgegenhalten, daß Ärzte zu keiner Zeit rein passive Beobachter des Todesgeschehens gewesen sind. Stets haben sie Mittel und Chancen gehabt, den Sterbeprozeß zu beschleunigen, ohne das Ende direkt herbeizuführen, etwa durch abgestufte Erhöhung der dem Patienten verordneten Medikamente über die Toleranzgrenze hinaus oder durch Hinauszögern einer Operation. Entschei-

dend ist jedoch, daß die Fiktion des Feststellens eines Naturereignisses für sie bis dahin verhaltensleitend gewesen ist. Heute ist sie es nicht mehr, weil sie zu deutlich den Fakten widerspricht, die auch das gesellschaftliche Bewußtsein zur Kenntnis genommen hat, nachdem sie lange Zeit und intensiv in der Öffentlichkeit diskutiert worden sind.
Der Arzt sieht sich infolgedessen mit Fragen konfrontiert, auf deren Beantwortung er in seinem Bildungsweg nicht hinreichend vorbereitet worden ist. Wie soll er sich verhalten, wenn er seine Prognose gestellt hat? Verletzt er seine Pflichten, wenn er bei einem Todkranken keine lebensverlängernden Apparaturen einsetzt? Macht er sich strafbar, wenn er die Intensivbehandlung abbricht? Wie immer der Arzt sich entscheidet, er befindet sich in einer Situation, in der er sich mit Verantwortungen belastet sieht, deren rechtliche Konsequenzen er in der Regel nicht zu überblicken vermag.

4. Das Recht ist mißtrauisch, aber nicht starr

Über den Ernst dieser Fragestellungen an der Grenze zwischen Leben und Tod kann kein Zweifel bestehen. Kein Wunder deshalb, daß dem Arzt vor dieser erhöhten Verantwortung bange wird, kein Wunder aber auch, daß die Gesellschaft darauf besteht, daß das ärztliche Handeln sich auch in Konfliktsituationen dieser Art nicht in einem rechtsfreien Raum vollzieht. Die ethischen und rechtlichen Normen, die hier zum Zuge kommen, schränken den eigenverantwortlichen Entscheidungsraum des Arztes ein. Zugleich stellen sie aber auch Hilfen dar, an denen sich der Arzt orientieren kann, auch wenn sie nicht konkret genug sind, um ihm im Einzelfall die Entscheidung abzunehmen. Als juristisches Niemandsland, wie das noch vor kurzem gang und gäbe war, kann man die Sterbehilfe jedenfalls heute nicht mehr bezeichnen.
Nicht verkannt werden darf dabei, daß die Rechtsordnung nun einmal »mißtrauisch« sein muß. Es gibt nicht nur besorgte Angehörige, sondern auch Verwandte, die den Kranken als Belastung empfinden oder denen es um den schnellen Eintritt des Erbfalls geht. Ebensowenig kann außer acht gelassen werden, daß es Krankenhauspersonal gibt, das in der Pflege Todkranker keinen Sinn mehr erblickt, Krankenhausverwaltungen, die freie Betten benötigen, und wohl auch Ärzte, die an

sterbenden Patienten medizinische Erfahrungen machen wollen. Ein »vertrauensseliges« Recht, das nicht stets bedenkt, ob und welche Mißbrauchsmöglichkeiten bestehen, führt sich schnell selbst ad absurdum.
Auf der anderen Seite ist das Recht nicht statisch, nicht unbeweglich: Es soll stabil sein, darf aber nicht stillstehen. In soziale und kulturelle Zeitumstände eingebettet, wird es durch soziale Normen konstituiert und wirkt seinerseits auf die Gesellschaft zurück. Jedes soziale System bildet infolgedessen die ihm entsprechenden Rechtsnormen heraus. Ändern sich in der Gesellschaft die Anschauungen darüber, was gut und richtig ist, so ändert sich früher oder später auch die Rechtsauffassung. Im Wege der Interpretation und der Rechtsfortbildung durch Rechtsprechung und Rechtswissenschaft vollziehen sich auf diese Weise Wandlungen, die den Inhalt der Rechtssätze den veränderten Verhältnissen und Wertvorstellungen anpassen.
In der Strafrechtsordnung der Bundesrepublik ist der Einfluß der sozialen Veränderungen auf die rechtliche Bewertung deutlich erkennbar. Während die Strafjustiz sich früher als Hüterin einer abstrakten Strafgerechtigkeit verstand, wendet sie sich heute mehr und mehr dem konkreten Menschen zu, der gegen die Gesetze verstoßen hat, und erforscht die Umstände, die ihn zu seiner Tat getrieben haben. Dieser Anschauungswandel erhöht gerade in Prozessen wegen einer Sterbehilfe die Chancen des Angeklagten. Sein Verhalten wird nicht mehr losgelöst von seiner Persönlichkeit und von den Umständen bewertet, die ihn motiviert haben. Zudem ist in der Strafrechtspflege die Tendenz zur Humanisierung unverkennbar. Das Wort Goethes: »Soll er strafen, soll er schonen, muß er Menschen menschlich sehn« drückt aus, was nach den Strafrechtsreformen der späten sechziger und frühen siebziger Jahre für den Richter in der Bundesrepublik verbindliche Richtschnur sein soll.

II. STERBEHILFE UND GRUNDGESETZ

1. Das Recht auf Leben (Art. 2 Abs. 2 S. 1 GG)

Bei der Bedeutung, die dem Grundgesetz für die Rechtsanwendung zukommt, ist es angebracht, einen Blick in das Grundgesetz zu werfen, bevor die strafrechtliche Problematik betrachtet

wird. Nach Art. 2 Abs. 2 S. 1 GG hat jeder Mensch das Recht auf Leben. Diese Verfassungsbestimmung wird vielfach als Ausdruck einer religiösen Auffassung gesehen, die das Leben als ein dem Menschen gegebenes und nicht von ihm geschaffenes Gut betrachtet, das der individuellen Disposition entzogen ist. Daraus läßt sich aber nicht – wie das mitunter geschieht – folgern, daß dem Arzt unabdingbar die Verpflichtung auferlegt ist, das Leben eines Menschen durch Einsatz aller Mittel auch dann zu verlängern, wenn es über die biologische Existenz hinaus keine Qualitäten aufweist, die es als »menschlich« kennzeichnen. Einer solchen Auslegung im Sinne eines ethischen Rigorismus steht schon der pluralistische Charakter unserer Gesellschaft entgegen, die eine Identifikation der Rechtsordnung mit einer Hochethik nicht zuläßt, die aus der These von der »Heiligkeit des Lebens« einen absoluten Lebensschutz folgert.
Die Aufnahme des an sich selbstverständlichen Rechts auf Leben in die Verfassung, für die es in der Geschichte weder Vorläufer noch Beispiele gibt, stellt eine Reaktion auf das Geschehen in der NS-Zeit dar, in der unter den Stichworten »Vernichtung lebensunwerten Lebens« oder der »Ausmerzung minderwertiger Rassen« Mord in Form staatlicher Maßnahmen straflos praktiziert und sogar für rechtens erklärt werden konnte. Differenzierungen bei der Beurteilung des menschlichen Lebens, etwa auf Grund von Unwerturteilen aus sozialen, eugenischen, wirtschaftlichen oder politischen Erwägungen, werden damit von der Rechtsordnung ausgeschlossen. Jeder Mensch, also auch der kranke Mensch, hat einen Anspruch darauf, in seiner Existenz durch den Staat geschützt zu werden. Ein Verbot, selbst über sein Leben zu verfügen, ist dagegen dieser Bestimmung nicht zu entnehmen.

2. Das Recht auf Selbstbestimmung (Art. 2 Abs. 1 GG)

Es kommt hinzu, daß das Grundgesetz nicht nur vom Recht auf Leben spricht, sondern auch das Selbstbestimmungsrecht des Menschen anerkennt. Jeder hat nach Art. 2 Abs. 1 GG das Recht auf eine freie Entfaltung seiner Persönlichkeit. Die Selbstbestimmung über Leben und Tod kann man als Teil dieses Selbstbestimmungsrechts des Menschen und Ausfluß seiner Autonomie betrachten. Wenn auch das Bundesverfassungsgericht in seiner Entscheidung zum § 218 StGB (BVerfGE 39, 1) ausgesprochen hat, daß das Freiheitsgrundrecht des Art. 2 Abs. 1 GG nicht schrankenlos ist und gegenüber der Verpflichtung zum Schutz des ungeborenen Lebens im Mutterleib zurücktritt, so steht doch außer Frage, daß ihm eine elementare Bedeutung zukommt. Freiheitlichkeit ist Leitprinzip der Verfassungs- und Rechtsordnung der Bundesrepublik; Eingriffe in den von ihm geschützten Bereich sind nur legitimiert, wenn sie durch eines der drei in Art. 2 Abs. 1 GG genannten Schutzgüter – Rechte anderer, verfassungsmäßige Ordnung, Sittengesetz – gerechtfertigt sind.

Für die hier interessierende Problematik bedeutet das, daß die Rechtsordnung der Bundesrepublik den Freitod tolerieren muß. Die Verfassung gebietet die Achtung der freien, unbeeinflußten Entscheidung des Menschen auch zur Selbsttötung. Die Strafrechtsordnung trägt dieser Verfassungslage dadurch Rechnung, daß sie die Mitwirkung an der Selbsttötung – im Gegensatz zu der Rechtslage in anderen Staaten, etwa in den Vereinigten Staaten von Amerika – straflos läßt.

Verfehlt wäre es, sich gegenüber dieser Verfassungsentscheidung auf eine Entscheidung des Bundesgerichtshofs – Großer Senat für Strafsachen – vom 10. März 1954 (BGHSt 6, 147, 153) zu berufen, in der dem Selbstmörder unter Hinweis auf das Sittengesetz die Befugnis abgesprochen wurde, aus eigenem Willensentschluß über sein Leben zu verfügen. Die Entscheidung entstammt einer Zeit, in der der Bundesgerichtshof auch den Geschlechtsverkehr zwischen Verlobten als sittlich verwerflich bezeichnete (BGHSt 6, 46), also einer »stark naturrechtlich ausgerichteten, moralisierenden Phase« (Walter Sax) der Rechtsprechung des Bundesgerichtshofs. Diese Phase ist längst vorüber.

Der Bundesgerichtshof hat inzwischen selbst das freie Selbstbestimmungsrecht des Menschen über seinen Körper anerkannt und dekretiert, daß das Recht und die Pflicht des Arztes, den kranken Menschen zu heilen, in diesem Recht ihre Grenze finden müßten. So heißt es in der Entscheidung vom 28. November 1957 (BGHSt 11, 111): »Denn selbst ein lebensgefährlich Kranker kann triftige und sowohl menschlich als auch sittlich achtenswerte Gründe haben, eine Operation abzulehnen, auch wenn er durch sie und nur durch sie von seinem Leiden befreit werden könnte.« Im Klartext heißt das, daß der Wille des urteilsfähigen Kranken dem vorgeht, was der Arzt auf

Grund seines Wissens als Wohl des Kranken definiert. Kraft seines Selbstbestimmungsrechts darf der Kranke selbst solche Behandlungen, die ärztlicherseits für unbedingt notwendig erachtet werden, ablehnen, und dies auch dann, wenn vorauszusehen ist, daß das Unterbleiben des ärztlichen Eingriffs zum Tod des Patienten führt. Der objektive ärztliche Heilauftrag muß hinter den subjektiven Willen des Kranken zurücktreten. Nur dann kann etwas anderes gelten, wenn Umstände vorliegen, die erkennen lassen, daß der Kranke seinen Entschluß nicht in freier Willensbestimmung gefaßt hat.

Für den Entschluß zur Selbsttötung gilt nichts anderes als für den Entschluß, lebensrettende ärztliche Eingriffe abzulehnen. Auch die Entscheidung, sein Leben zu beenden, gilt als ein Akt der Freiheit, wenn nicht Umstände des Einzelfalles dessen Unfreiheit aufdrängen.

Dieser Respekt vor dem Selbstbestimmungsrecht des Individuums folgt Tendenzen, die tief in der rechtlichen wie in der gesellschaftlichen Entwicklung der Bundesrepublik verwurzelt sind. Nicht das »Wohl der Gesellschaft«, was immer man darunter verstehen mag, auch nicht die »gute Ordnung«, sondern die Freiheit des einzelnen Menschen steht im Mittelpunkt der hier einschlägigen Verfassungspraxis, die sich damit grundsätzlich von früheren Verfassungsverständnissen abhebt. Der Bürger soll im Prinzip durch keine Autorität bevormundet werden, auch nicht durch die der Vernunft und der Wissenschaft. Kranksein und Sterben gelten tendenziell als private Angelegenheit des Individuums, in die sich niemand einzumischen hat.

3. Die Verpflichtung zur Achtung der Menschenwürde (Art. 1 Abs. 1 GG)

In Art. 1 Abs. 1 GG heißt es: »Die Würde des Menschen ist unantastbar. Sie zu achten und zu schützen ist Verpflichtung aller staatlichen Gewalt.« Diese Fundamental- oder Primärnorm der Verfassung der Bundesrepublik ist für unsere Problematik unmittelbar einschlägig, und dies sogar in besonderem Maße. Würde des Menschen ist nach der Rechtsprechung der innere und zugleich soziale Wert- und Achtungsanspruch, der dem Menschen um seinetwillen zukommt (BVerfGE 30, 39 f.). Der Mensch wird dabei als geistig sittliches Wesen aufgefaßt, das darauf angelegt ist, in Selbstbewußtsein und Freiheit sich selber zu bestimmen. Aus dieser freiheitlichen Komponente der Menschenwürde ist zu folgern, daß der Mensch niemals zum bloßen Objekt erniedrigt, wie ein Gegenstand behandelt werden darf, auch wenn dies nicht aus Mißachtung der Person, sondern in guter Absicht geschieht. Eine Abstufung, die zwischen gesunden, kranken und sterbenden Menschen unterscheidet, ist unzulässig. Art. 1 Abs. 1 GG schützt die Würde eines jeden Menschen, gleichviel in welcher Situation er sich befindet und ohne Rücksicht darauf, ob er sich seiner Würde bewußt ist.

Juristisch gesehen, ist das Recht auf menschenwürdiges Sterben eine Ausprägung des Verfassungsrechts auf Achtung der Menschenwürde. Anders ausgedrückt: Auch der Sterbende hat einen Anspruch darauf, daß seine Würde als Mensch respektiert wird, und dieser Anspruch ist nicht bloß ein ethisches Postulat, sondern ein Recht, das Verbindlichkeit beansprucht.

Diese rechtliche Qualifizierung ist keine bloße Begriffsspielerei; sie hat zur Folge, daß das Recht auf menschenwürdiges Sterben ebenso viel rechtliche Verbindlichkeit beanspruchen kann wie etwa das Recht des Patienten auf menschenwürdige Behandlung. Da dem Rechtsanspruch des Grundrechtsträgers die Rechtsverpflichtung der staatlichen Gewalt entspricht, ist die Dynamik, die aus der rechtlichen Einordnung folgt, unübersehbar. Wer darauf dringt, daß in den staatlichen und kommunalen Krankenhäusern bessere Bedingungen für ein menschenwürdiges Sterben geschaffen werden, braucht sich nicht nur auf moralische Argumente zu stützen; für ihn streitet auch die Verfassung, das stärkste Argument, das unsere Rechtsordnung kennt. Ebenso kann sich auf den höchsten Verfassungswert berufen, wer verlangt, daß es ihm erspart bleibt, sein Leben trotz infauster Prognose als Objekt medizinisch-technischer Prozeduren zu beschließen.

III. STERBEHILFE UND STRAFRECHT

1. Sterbehilfe durch schmerzlindernde Mittel mit lebensverkürzender Nebenwirkung

Wer den Tod eines Menschen vorsätzlich oder fahrlässig verursacht, begeht im Rechtssinn eine Tötung. Die Rechtswissenschaft hat jedoch in den letzten Jahren für viele Fälle geklärt, daß Sterbehilfe nicht strafbar ist. Das gilt vor allem für die Verabreichung von schmerzlindernden Medikamenten etwa an einen schwer leidenden Krebskranken, auch wenn dadurch als Nebenwirkung eine gewisse Lebensverkürzung eintreten kann. Der Arzt hat nicht nur die Pflicht, das Leben des Kranken zu erhalten, er soll auch dessen Schmerzen lindern. In der Empfehlung des Europarats über die Rechte der Kranken und Sterbenden vom 26. Januar 1976 (Dokument 3699) ist diese Pflicht ausdrücklich hervorgehoben worden. Die Erwartungen des Sterbenden entsprechen dieser Verpflichtung. Der moderne Mensch hat seine Leidensfähigkeit reduziert. Nichts fürchtet er mehr als einen qualvollen Tod.

Nicht so einfach, wie von Laien oft angenommen wird, ist die juristische Begründung der Straffreiheit. Wenn der Arzt in Kauf nimmt oder nicht ausschließen kann, daß sein Verhalten – hier die Verabreichung der Medikamente – den Tod herbeiführt, ist der strafrechtliche Tötungstatbestand (§ 212 StGB) erfüllt. Der Arzt handelt vorsätzlich, nicht nur in bezug auf das Risiko, sondern auch bezüglich des Erfolges, den er ja in Kauf nimmt. Rechtfertigend greift jedoch der Notstandsgedanke ein (§ 34 StGB), wonach nicht rechtswidrig handelt, wer im Konflikt zwischen Rechtsgütern oder Interessen sich für das höherwertige entscheidet. An sich sind Leben und Schmerz keine miteinander vergleichbaren Größen. Die Schmerzlinderung hat, auch um den Preis der Lebensverkürzung, jedoch dann gegenüber der Lebenserhaltung das größere Gewicht, wenn es darum geht, vom tödlich Erkrankten unerträgliche Qualen abzuwenden. Das normale Wertverhältnis kehrt sich in dieser Situation um. Wenn das Ertragen des Schmerzes für das Leben keinen Sinn mehr hat, ist es »allein die Schmerzlinderung, mit deren Hilfe der Arzt dem Leben noch dienen kann« (Ernst-Walter Hanack).

Die Schmerzlinderung bewirkt hier die Erhaltung der Lebens-

qualität, wenn auch in reduzierter Form, der der Vorzug vor kurzfristiger Lebensverlängerung unter erheblichen Leiden zu geben ist (Erwin Deutsch). Man spricht hier von gebotener Sterbehilfe.
Grundsätzlich ist nach dem Recht der Bundesrepublik die Einwilligung des urteilsfähigen Patienten zu der schmerzlindernden Maßnahme erforderlich, gleichgültig, ob sie durch orale Medikamentierung, durch Injektion oder durch einen operativen Eingriff erfolgt. Das folgt aus dem Selbstbestimmungsrecht des Patienten, das – wie schon hervorgehoben – keineswegs durch die ärztliche Vernunft ersetzt werden darf. Ohne die Einwilligung kann sich der Arzt strafbar machen, wenn er schmerzlindernde Eingriffe vornimmt. Nach heute überwiegender Meinung ist er zwar nicht mehr wegen Körperverletzung zu belangen, weil der ärztlich indizierte und kunstgerecht vorgenommene Eingriff keine Körperverletzung, sondern eine Heilbehandlung ist, wohl aber wegen Nötigung (§ 240 StGB) oder Freiheitsberaubung (§ 239 StGB).
Vor dem Eingriff muß der Patient über dessen Bedeutung aufgeklärt werden, weil er ohne diese Aufklärung eine sinnvolle Entscheidung nicht treffen kann. Allerdings ist es gerade bei Todkranken und Sterbenden fraglich, wie weit überhaupt eine Aufklärung möglich und zu verantworten ist. Die pflichtgemäße Prüfung des Einzelfalls wird den Arzt vielfach, wenn nicht in der Regel, erkennen lassen, daß er dem Patienten kaum die volle Wahrheit sagen kann; er muß sie schonend verschleiern. Da das Sterben in den hier in Betracht kommenden Fällen kein plötzlicher Vorgang, sondern ein langsamer, stufenweise verlaufender Prozeß ist, sind diese Gespräche zwischen Arzt und Patient Teil jener Sterbebegleitung, die in der nüchternen Apparatur unserer Krankenanstalten heute so oft vermißt wird.
Ist der tödlich erkrankte Patient nicht mehr in der Lage, seinen Willen zu bilden oder zu äußern (zum Beispiel weil er bewußtlos ist), so hat sich der Arzt nach dem zu richten, was der Patient vermutlich wollen würde, wenn er im Besitze seiner Urteilskraft wäre. Die Rechtsfigur der mutmaßlichen Einwilligung tritt somit an die Stelle der nicht einholbaren tatsächlichen Einwilligung. Der Arzt darf in diesem häufig vorkommenden Falle nicht etwa seinen eigenen Willen an die Stelle des Patientenwillen setzen. Er soll vielmehr aus den gegebenen Anhaltspunkten ermitteln, wie sich der Patient verhalten wür-

de, wenn er über seine Lage informiert und zu einer Willensbildung imstande wäre.
Diese Regelung soll verhindern, daß der Patient in der Klinik zum bloßen Objekt ärztlichen Ermessens wird. Glcichwohl erscheint sie vielen als lebensfremd. Es ist in der Tat die Frage, ob und inwieweit der vielbeschäftigte Arzt zum Beispiel bei einem bewußtlosen Patienten, über dessen Persönlichkeit er kaum etwas weiß, die rechtlich gebotenen Ermittlungen und Erwägungen anstellt, um den mutmaßlichen Patientenwillen festzustellen. Wenn er einfach das tut, was ihm nach seinen Erfahrungen und den Erkenntnissen der Wissenschaft als richtig erscheint, ersetzt er den Patientenwillen durch seine ärztliche »Vernunfthoheit« (Eberhard Schmidt), was mit der Rechtslage nicht in Einklang steht. Die theoretische Schärfe des Konflikts wird in der Praxis allerdings dadurch gemildert, daß der Arzt in Ermangelung anders gerichteter Anhaltspunkte vermuten darf, daß der Wille des Patienten sich mit dem deckt, was ärztliche Kunst und medizinische Wissenschaft in der gegebenen Situation als angemessen erscheinen lassen. Es gilt, was der Rechtsphilosoph und Strafrechtler Karl Engisch einmal so formuliert hat: »Im Zweifel ist das vom ärztlichen Standpunkt aus ›objektiv Richtige‹ auch das dem Willen des Patienten Entsprechende.«

2. Sterbehilfe durch Verzicht auf lebensverlängernde Therapie (passive Euthanasie)

Weit mehr als mit der Sterbehilfe durch schmerzlindernde Mittel beschäftigt sich die juristische Diskussion mit der Sterbehilfe durch Verzicht auf lebensverlängernde Behandlung; man kann sogar sagen, daß diese Problematik in der Bundesrepublik im Brennpunkt der Erörterung steht. Der Jurist spricht hier von passiver Sterbehilfe, weil die Sterbehilfe nicht in aktivem Tun besteht, sondern in dem Unterlassen von therapeutischen Maßnahmen. Das ist freilich nicht immer richtig. Streng genommen liegt ein Unterlassen nur vor, wenn überhaupt von einer lebensverlängernden Behandlung abgesehen wird – wenn zum Beispiel der Todkranke nicht auf die Intensivstation gelegt, sondern nur gepflegt wird. Diese Untätigkeit ist nach den für die Unterlassungsdelikte in der Rechtsprechung und Rechtswissenschaft herausgearbeiteten Regeln zu beurteilen.

Wird dagegen zunächst mit der lebensverlängernden Therapie begonnen, aber diese später wegen Aussichtslosigkeit abgebrochen, so handelt es sich um einen anderen Sachverhalt, nämlich um ein Tun, das zum Tode führt.
An dem Beispiel eines Patienten, der an einen Reanimator angeschlossen worden ist, läßt sich der Unterschied verdeutchen. Die Diagnose hat ergeben, daß der Patient ohne Reanimator nicht weiterleben konnte. Wäre der Anschluß nicht vorgenommen worden, so könnte den Arzt nur der Vorwurf treffen, nichts getan zu haben. Wird aber das Gerät später abgestellt, so wird von dem Abstellenden eine körperliche Aktivität entfaltet. Die Rechtswissenschaft hat denn auch längere Zeit geglaubt, beide Verhaltensformen unterschiedlich qualifizieren zu müssen, was zur Annahme schwerer Strafbarkeit bei dem Abschalten des Geräts und zur Straflosigkeit bei dem Behandlungsverzicht führte, obwohl beide Verhaltensweisen auf das gleiche hinausliefen, nämlich auf den Tod des Patienten.
In letzter Zeit hat sich jedoch erfreulicherweise die Auffassung durchgesetzt, daß man bei der strafrechtlichen Beurteilung nicht auf den einzelnen kurzen Handlungsabschnitt abstellen darf, sondern den Gesamtvorgang der ärztlichen Behandlung im Auge behalten muß. Auf diesen bezogen, stellt aber, um bei dem Beispiel des Reanimators zu bleiben, das Abschalten der Apparatur die Nichtfortsetzung der Behandlung, also ein Unterlassen dar. Der Behandlungsverzicht wird somit heute bei Todkranken juristisch stets gleich bewertet; es spielt keine Rolle mehr, ob von der Behandlung von vornherein Abstand genommen oder ob sie später eingestellt wird.
Die passive Sterbehilfe fällt infolgedessen strafrechtlich unter die sogenannten Unterlassungsdelikte, bei denen sich der Täter nur strafbar macht, wenn er zum Handeln verpflichtet war. Das ist jedoch hier nicht der Fall, auch wenn man nicht übersehen darf, daß der Arzt mit der Übernahme der Behandlung in ein Rechtsverhältnis getreten ist, das besondere Pflichten gegenüber dem Patienten begründet. Der Arzt hat nämlich, wie es in der Rechtssprache heißt, gegenüber dem Patienten die Stellung eines Garanten erlangt. Damit ist gemeint, daß der Arzt zur besonderen Fürsorge für die Gesundheit und das Leben des Kranken verpflichtet ist. Unterläßt er es, alles in seinen Kräften Stehende zu tun, um das Leben des Patienten zu erhalten, so macht er sich nach §§ 13, 212 StGB strafbar.

Die Frage ist nun, ob die Lebenserhaltungspflicht Grenzen hat und wo diese liegen. Muß der Arzt zur Erhaltung des Lebens das Äußerste, was ihm seine Mittel erlauben, auch dann tun, wenn »es nicht um Jahre, sondern um Tage oder gar nur um Stunden und Minuten geht und wenn überdies das Leben in der kurzen Spanne Zeit, für die es sich noch erhalten läßt, nur ein klägliches, trostloses Leben sein kann, vielleicht ein Leben in dumpfer Bewußtlosigkeit«? Der Strafrechtler Paul Bockelmann, den ich hier zitierte, bejaht diese Pflicht zur *maßlosen Lebensverlängerung* mit den Mitteln der modernen Medizin (die Franzosen sprechen von »anarchement thérapeutique«) mit dem Gedanken, daß auch ein Leben, das »keinen biologischen Wert mehr« habe, »sehr wohl unter anderen Gesichtspunkten Wert haben kann«, daß jede gegenteilige Betrachtung »auf die Einsetzung des einzelnen Arztes zum Herrn über Tod oder Leben seines Patienten hinauslaufen und ihm eine Verantwortung aufbürden würde, die er gar nicht tragen kann«. Diese Auffassung wird heute noch von vielen Ärzten geteilt, aber kaum noch von Juristen. Die herrschende Meinung in der Rechtswissenschaft wie in der Rechtsprechung geht vielmehr dahin, daß die heutigen Möglichkeiten der Medizin Grenzen der Behandlungspflicht unabweisbar machen.

Schwierigkeiten bereitet freilich die Grenzziehung. Entsprechend der beherrschenden Rolle, die der Wille des Patienten nach dem Recht der Bundesrepublik bei der Heilbehandlung spielen soll (oben III 2), sind dabei zwei Situationen zu unterscheiden: einmal die Fälle, in denen der einsichtsfähige und über seinen Zustand informierte Patient selbst eine Entscheidung über die Behandlung treffen kann, zum anderen die Fälle, in denen der Patient zu einer solchen Willensbildung nicht fähig ist, gleichviel, ob dies auf einer Beeinträchtigung seines Bewußtseins oder etwa darauf beruht, daß die Aufklärung ärztlicherseits nicht verantwortet werden konnte. Die Rechtslage ähnelt damit der bereits bei der Sterbehilfe durch schmerzlindernde Mittel geschilderten.

Ist der Patient einsichtsfähig und über seinen Zustand aufgeklärt, so bindet seine Willensentschließung jedermann, auch den Arzt. Wenn der Patient die Weiterbehandlung wünscht, so ist diese fortzusetzen. Will er jedoch nicht, daß die lebensverlängernde Therapie angewendet wird, so ist sein Wille ebenfalls zu respektieren. In diesem Falle darf die Behandlung nicht aufgenommen, eine bereits begonnene Behandlung muß abgebrochen werden. Der Wunsch des Patienten, in Würde zu sterben, befreit den Arzt von seiner Verpflichtung zur Lebenserhaltung. Dieser darf sich darauf beschränken, schmerzstillende Mittel zu geben oder den Patienten nur noch pflegen zu lassen, ohne daß er deswegen rechtlich zur Verantwortung gezogen werden darf. Rechtswidrig würde er, gerade umgekehrt, nur dann handeln, wenn er den Willen des Patienten mißachtete.

Der Beachtung des verantwortlichen Willens des Patienten kann in einem solchen Falle nicht entgegengehalten werden, daß Tötung auf Verlangen nach § 216 StGB strafbar ist. § 216 StGB betrifft die »Fremdverfügung« über das Leben, nämlich die Tötung durch einen dritten. Der Patient, der dem Arzt die Behandlung verbietet, verfügt dagegen selbst. Wenn man Vergleiche anstellen will, bietet sich deshalb nicht § 216 StGB an, sondern die straffreie Selbsttötung. Mit Recht schreibt E.-W. Hanack: »Das Selbstbestimmungsrecht des einsichtsfähigen Patienten schließt, so problematisch das auch im Einzelfall sein mag, grundsätzlich auch die Selbstbestimmung zum Tode ein, da das Selbstbestimmungsrecht andernfalls in seinem Kern zerstört würde. Ausnahmen, die die bisher herrschende juristische Lehre insbesondere bei Suicidpatienten anerkennt, liegen jedenfalls dort nicht vor, wo ein Kranker eine verantwortliche Entscheidung über seine Behandlung trifft.«

Die Rechtslage bei einem einsichtsfähigen Patienten ist somit klar. Wie aber steht es, wenn der tödlich erkrankte Patient nicht mehr urteilsfähig ist oder aus anderen Gründen – zum Beispiel wegen der konkreten Unzumutbarkeit der an sich gebotenen Aufklärung – seinen Zustand nicht übersieht? Hier kann wiederum an das bereits Ausgeführte angeknüpft werden. Wenn eine klare Willensäußerung des Patienten nicht zu erlangen ist, hat der Arzt so zu handeln, wie es dem mutmaßlichen Willen des Patienten entspricht. Das bedeutet, daß er sich fragen muß, wie der Patient entscheiden würde, wenn er um seinen hoffnungslosen Zustand wüßte.

Auf die Problematik solcher »problemverschleiernder Fiktionen« (Albin Eser) ist bereits aufmerksam gemacht worden. Der »mutmaßliche Wille« ist kein natürlicher, sondern ein hypothetischer Wille. Die Verweisung auf den mutmaßlichen Patientenwillen liegt jedoch in der Konsequenz des Abstellens auf die Selbstbestimmung des Patienten; sie legitimiert sich zivilrechtlich nach den Regeln der »Geschäftsführung ohne Auftrag«

(§§ 677ff. BGB). Verfehlt wäre es allerdings, den mutmaßlichen Willen des Patienten stets dahin zu interpretieren, der Patient wünsche die unbegrenzte Anwendung der lebensverlängernden Therapie. Das Gespräch mit den Angehörigen, die kein Entscheidungsrecht haben, aber anzuhören sind, wird oft ergeben, daß der Patient gerade einen solchen »Kampf bis zum letzten Atemzug« nicht will, sondern einen »natürlichen Tod« wünscht, und dies auch dann, wenn er am Reanimationsgerät wegen tiefer und irreversibler Bewußtlosigkeit keine Schmerzen leidet. Solche Äußerungen sind erheblich.
Der Arzt muß bei seiner Entscheidung auch bedenken, daß nicht zuletzt die breite öffentliche Diskussion über das Recht auf einen menschenwürdigen Tod viele Bürger sensibilisiert hat. Ich möchte die Behauptung wagen, daß das Problembewußtsein für diese Form der Sterbehilfe in breiten Kreisen der Bevölkerung weit höher ist als für andere Fragen, die in den Medien breit behandelt werden. Auch die demoskopischen Umfragen weisen in diese Richtung. An der wochenlangen Fortexistenz als bloß biologisches Wesen, das zu keiner Kommunikation und zu keiner – und sei es auch nur minimalen – Selbstverwirklichung mehr fähig ist, ist vielen, wenn nicht den meisten Patienten nicht gelegen.
Aufgabe des Arztes bei der Feststellung des mutmaßlichen Patientenwillens ist also die verständige Würdigung aller Indizien im Hinblick auf den individuellen Willen des Patienten. Nur dann, wenn der Arzt erfolglos die ihm offenstehenden Informationsmöglichkeiten ausgeschöpft hat, darf er den Willen des Patienten nach objektiven Kriterien ermitteln und darauf abstellen, was nach Lage der Dinge ärztlich angemessen ist.
Der entscheidende Arzt kann dabei den Wandlungen in der Zielsetzung des ärztlichen Auftrages Rechnung tragen, wie sie sich im Gefolge der Abkehr vom naturwissenschaftlich-technischen Erfolgsdenken und »therapeutischer Verbissenheit« seit geraumer Zeit vollzogen haben. Danach ist die im Grundsatz unverzichtbare Lebenserhaltungspflicht des Arztes weniger auf die technische Machbarkeit oder die isolierte Erhaltung oder Wiederherstellung von Einzelorganen gerichtet, sondern mehr darauf, »dem Menschen noch ein Mindestmaß von Selbstverwirklichung zu ermöglichen« (Albin Eser). Bloße Kommunikationsstörungen auf Grund von Geisteskrankheit oder Hirnstörungen berechtigen nach diesem Kriterium keineswegs zum Behandlungsverzicht oder -abbruch, wohl aber die totale Kom-

munikationsunfähigkeit, wie sie bei irreversiblem Bewußtseinsverlust eintritt. Medizinische Maßnahmen würden hier nicht das Leben, sondern bloß noch das Sterben verlängern. Die neuere Rechtswissenschaft greift zu Recht auch auf den Begriff der Menschenwürde zurück (siehe oben II, 3). Wenn sie verlangt, daß sich auch das ärztliche Handeln an diesem zentralen Gedanken unserer Verfassung orientiert, so geschieht das im Interesse wahrer Humanität. Wenn der tödlich Erkrankte irreversibel bewußtlos ist und nur noch als Demonstrationsobjekt für den medizinischen und technischen Fortschritt am Leben erhalten, also als bloßes Objekt behandelt wird, hat »der Arzt nicht nur das Recht, sondern die Pflicht zum Behandlungsabbruch« (Albin Eser).

Exkurs: Das Patienten-Testament

Die Feststellung des mutmaßlichen Patientenwillens ist auch der rechtliche Ort, wo frühere schriftliche Erklärungen, in denen der Patient auf jede künstliche Lebensverlängerung verzichtet hat (»*living will*«, Patientenbrief, Patiententestament), ihre Wirkung entfalten können. Wenn Erklärungen dieser Art etwa bei einem bewußtlos eingelieferten Patienten gefunden werden, darf der Arzt sie nicht ohne weiteres beiseite schieben oder unbeachtet lassen.
Das sogenannte Patiententestament (die Bezeichnung ist rechtlich zutreffender als die übliche Bezeichnung Patientenbrief) stammt aus den Vereinigten Staaten. Nach einem kalifornischen Gesetz, dem *Natural Death Act*, der 1977 in Kraft getreten ist, können Kranke wie Gesunde widerrufbar eine schriftliche Willenserklärung – *living will* – abgeben, in der der Arzt angewiesen wird, im Falle ihrer tödlichen Erkrankung *(terminal condition)* lebensverlängernde Maßnahmen nicht vorzunehmen. Sofern der Patient schon schwer erkrankt ist, ist dieser *living will* bindend. Der Arzt, der der Anweisung folgend lebensverlängernde Maßnahmen unterläßt, kann nicht wegen Tötung zur Verantwortung gezogen werden; auch als Selbsttötung darf das Nichtanwenden der Maßnahmen nicht angesehen werden.
In der Bundesrepublik hat der Kölner Richter Wilhelm Uhlenbruck das Muster eines Patiententestaments entworfen und veröffentlicht (Neue Juristische Wochenschrift 1978, S. 526 ff.), in dem der Patient erklärt, daß er im Fall irreversibler Bewußt-

losigkeit, wahrscheinlicher schwerer Dauerschädigung des Gehirns (Decerebration) oder des dauernden Ausfalls lebenswichtiger Körperfunktionen oder bei infauster Prognose hinsichtlich seiner Erkrankung mit einer Intensivtherapie oder Reanimation nicht einverstanden ist. Uhlenbrucks Entwurf ist sorgfältig abgefaßt; im Anhang dieser Abhandlung ist er wiedergegeben. Die Frage ist, welche Wirkung solche Erklärungen nach dem Recht der Bundesrepublik äußern können.

Um das Ergebnis der bisherigen Diskussion vorwegzunehmen: Die Skepsis überwiegt. Sie stützt sich auf die Widerrufbarkeit der Erklärung und verweist darauf, daß im Ernstfall der Lebenswille des Kranken dominiert; die in einer anderen Situation abgegebene Willenserklärung hält aller Erfahrung nach diese Probe nicht aus und widerspricht dem, was der Kranke in der entscheidenden Situation tatsächlich will. Dennoch sind Patientenbriefe nicht juristisch irrelevant.

Ohne Frage ist die Erklärung jederzeit frei widerruflich. Ebenso lehrt die Erfahrung, daß gesunde Menschen vielfach anders urteilen als Moribunde. Willenserklärungen besitzen aber nicht nur für den Moment ihrer Abgabe Gültigkeit, sondern sind grundsätzlich bis zu ihrem Widerruf verbindlich. Man kann für den Regelfall auch davon ausgehen, daß Behandlungserklärungen der hier in Rede stehenden Art nicht unüberlegt, sondern erst nach gründlicher Information abgegeben werden. Es ist daher einigermaßen gewagt, wenn diesen Erklärungen – wie es Juristen und Ärzte heute vielfach tun – jede Bindungswirkung über den Tag der Errichtung hinaus abgesprochen wird, ganz so, als ob der Sterbende ein anderes Wesen als der Erklärende wäre. Auf jeden Fall behalten die Erklärungen jedoch ihren Wert als Indiz und bei der Feststellung des mutmaßlichen Willens des Sterbenden. Es muß von der Existenz dieser Erklärung ausgegangen werden. Alsdann mag man sich, wie die Schweizerische Akademie der Wissenschaften und die Bundesärztekammer in ihren Richtlinien ausgeführt haben, fragen, ob der Patient die Erklärung im gegenwärtigen Augenblick nicht etwa vernünftigerweise widerrufen würde.

Darauf verlassen, daß sein erklärter Wille ausgeführt wird, kann sich der Patient bei diesem Stand der rechtlichen Beurteilung freilich nicht. So ist es denn auch nicht verwunderlich, daß man trotz der lebhaften Diskussion, die das Patiententestament ausgelöst hat, kaum auf Patienten trifft, die solche oder ähnliche Erklärungen abfassen.

3. Sterbehilfe durch gezielte Lebensverkürzung (aktive Euthanasie)

Es bleibt das Problem der sogenannten aktiven Euthanasie, der gezielten Verkürzung des Lebens eines Todkranken oder Sterbenden durch aktives Tun aus Mitleid mit dessen qualvollem Zustand. Diese gezielte Tötung eines Menschen ist nach dem in der Bundesrepublik Deutschland geltenden Recht verboten und strafbar, entweder als vorsätzliches Tötungsdelikt nach § 212 StGB oder, wenn der Kranke sie gewünscht hat, als Tötung auf Verlangen nach § 216 StGB. Für die Qualifikation der Tat ist dabei unerheblich, ob der Kranke kurze Zeit später gestorben wäre oder nicht. Auch wenn der alsbaldige Tod bevorsteht, bleibt der Kranke schutzbedürftig. Ebensowenig vermag der bevorstehende Tod auf Grund der Krankheit etwas an der Ursächlichkeit des Täterverhaltens zu ändern. Die Tötung, die auf das ausdrückliche und ernstliche Verlangen des Getöteten vorgenommen worden ist, ist jedoch gegenüber dem allgemeinen Tötungsdelikt (§212 StGB) dadurch nach § 216 StGB »privilegiert«, daß das Strafmaß geringer ist. Es ist auf eine Freiheitsstrafe von sechs Monaten bis zu fünf Jahren zu erkennen, so daß nach § 56 StGB eine Aussetzung der Strafe zur Bewährung möglich ist. Die Strafe bei vorsätzlicher Tötung (§ 212 StGB) ist dagegen wesentlich höher; sie darf, wenn kein minderschwerer Fall vorliegt, fünf Jahre nicht unterschreiten.
Wer sich von einem qualvoll Leidenden und hoffnungslos Erkrankten zu einer todbringenden Injektion, zur Abgabe einer Überdosis von Schlaftabletten bestimmen läßt, macht sich also strafbar. Anders ist es dann, wenn nicht der Arzt oder ein anderer dem Patienten die todbringende Tablettendosis oder Injektion gibt, sondern wenn der Patient selbst über sein Schicksal verfügt und Herr seiner Tat ist, seinem Leiden also selbst ein Ende macht. Dann liegt im Rechtssinn kein Gnadentod, sondern eine Selbstmordeuthanasie vor, die nach dem Recht der Bundesrepublik sowohl für den Täter als auch für die, die ihm dabei helfen, straffrei ist. Unser Recht stellt hier wiederum auf die Selbstbestimmung des Menschen ab, der sein Ende frei setzen darf.
Straflose Selbsttötung und strafbarer Gnadentod unterscheiden sich also dadurch voneinander, daß der Kranke im ersten Fall die sogenannte Tatherrschaft hat, im zweiten Fall nicht.

Die Rechtsprechung orientiert sich dabei an der Entscheidung des Bundesgerichtshofs vom 14. August 1963 (BGHSt 19, 153), die eine nach subjektiven Merkmalen ausgerichtete Unterscheidung strikt ablehnt und allein darauf abstellt, wer das zum Tode führende Geschehen tatsächlich beherrscht. Gibt sich der Kranke in die Hand des anderen, weil er, wie es in der Entscheidung heißt, duldend von ihm den Tod entgegennehmen will, dann hat dieser die Tatherrschaft. Behält der Kranke dagegen bis zuletzt die freie Entscheidung über sein Schicksal, dann tötet er sich selbst, wenn auch mit fremder Hilfe.
Wer einem Kranken Beihilfe zur Selbsttötung leisten will, muß also nach dieser Rechtsprechung darauf achten, daß nach seinem Tatbeitrag dem Kranken noch die volle Freiheit verbleibt, sich den Auswirkungen zu entziehen oder sie zu beenden. Da das nach einer tödlich wirkenden Injektion nicht der Fall ist, muß in einem solchen Fall zum Beispiel der Arzt, der die Injektion gegeben hat, damit rechnen, nach § 212 StGB zur Rechenschaft gezogen zu werden. Legt dagegen der Arzt (oder ein anderer) die Tabletten auf den Nachttisch, damit der Kranke sie dann selbst einnimmt, so hat er nur straflose Beihilfe zur Selbsttötung geleistet. Voraussetzung ist dabei, daß der Kranke sich verantwortlich entschieden hat, sein Leben zu beenden. Da die meisten Menschen – worauf namentlich von ärztlicher Seite immer wieder hingewiesen wird – Selbstmord in einer psychischen Ausnahmeverfassung begehen, die ihre Verantwortlichkeit ausschließt, sollten der Arzt, der Angehörige oder wer immer dem Kranken in dieser Form Sterbehilfe leisten will, sich vergewissern, daß eine solche Ausnahmesituation nicht vorliegt. Da der Verdacht der Tötung von fremder Hand stets auftaucht, wenn ein Kranker in der Klinik vergiftet aufgefunden wird, sollte auch an die Beweislage gedacht werden. Nur wenn eindeutige Beweise vorhanden sind, daß der Kranke sich selbst eigenverantwortlich den Tod gegeben hat, entgeht der Arzt den Weiterungen des Ermittlungsverfahrens. Mit der Mißbilligung seitens des ärztlichen Berufsstandes muß er ohnehin rechnen; denn die Mitwirkung auch durch die Überlassung von Tötungsmitteln widerspricht dem ärztlichen Auftrag (so auch die Resolution der *Deutschen Gesellschaft für Chirurgie* – Ausschuß Behandlung Todkranker und Sterbender – vom 10. April 1979; Beilage zu Mitteilungen der Deutschen Gesellschaft für Chirurgie, Heft 3/1979, im Anhang abgedruckt).

Im Vergleich zu anderen Ländern, die das Recht auf Selbsttötung nicht anerkennen, zeichnet sich also das Recht der Bundesrepublik in diesem Punkte durch ein Plus an Liberalität und Humanität aus. Hinsichtlich der straflosen Anstiftung und Beihilfe an der fremden Selbsttötung hat man sogar von einer »normativen Selbstisolierung« des deutschen Rechts (Gerd Geilen) gesprochen. Gleichwohl bleibt die Rechtslage auch in der Bundesrepublik unbefriedigend. Die Grenze, die die strafbare aktive Sterbehilfe (»Tötung auf Verlangen«) von der nichtstrafbaren Selbsttötung trennt, ist nur in der juristischen Theorie exakt zu bestimmen, in der Praxis dagegen ist sie hauchdünn. Hinzu kommt, daß weder die Privilegierung des § 216 StGB noch das Anerkenntnis strafloser Beihilfe zur Selbsttötung in solchen Fällen zum Zuge kommen können, in denen der Kranke keinen Willen bilden oder äußern kann. Zu denken ist an die sogenannten Appalliker, aber auch an sonst schwer Bewußtseinsgestörte, die dahinsiechen. Das Kriterium der Tatherrschaft schließt auch die Straflosigkeit in allen Fällen aus, in denen der Kranke sich aus äußeren Gründen nicht selbst töten kann.

Dennoch ist der dadurch gegebene Orientierungspunkt nicht ohne Wert, wie denn überhaupt Grenzziehungen trotz ihrer Fragwürdigkeit wenigstens den Nutzen haben, daß sie die Prinzipien angeben, an die man sich halten kann. Man kann auch kaum leugnen, daß es ein erheblicher Unterschied ist, ob das Recht den Freitod gestattet oder auch jemandem das Recht gibt, einen anderen mit dessen Einwilligung zu töten. Schon dic Tatsache, daß es sich um zwei psychisch völlig verschiedene Situationen handelt, muß zu denken geben. Für die erschütterndsten Fälle unerträglicher Schmerzzustände aktiver Euthanasic bleibt den Gerichten überdies die Möglichkeit der Rechtfertigung im Rahmen des Notstandsrechts, wobei zwischen Schmerzverlängerung und Lebensverkürzung abgewogen werden muß. Andererseits darf nicht übersehen werden, daß die Notbrücke, die sich die Rechtsprechung auf diese Weise bauen kann, recht brüchig ist. Mehr als die *ultima ratio* für seltene Fälle kann der Notstandsgedanke daher nicht sein.

IV. NEUREGELUNG DES RECHTS DER STERBEHILFE DURCH DEN GESETZGEBER?

1. Passive Sterbehilfe

Ziehen wir das Fazit unserer Betrachtung, so zeigt sich, daß die Probleme der *passiven* Sterbehilfe wie die der Sterbehilfe durch Schmerzlinderung mit lebensverkürzender Nebenwirkung nach dem geltenden deutschen Recht befriedigend gelöst werden können. Die entwickelten Lösungen sind auch konsensfähig. Der Ruf nach dem Gesetzgeber zur rechtlichen Ermöglichung menschenwürdigen Sterbens ist infolgedessen unnötig. Gesetzgeberische Initiativen könnten nur die Bestätigung der Auffassungen zum Inhalt haben, die sich bereits weitgehend durchgesetzt haben; sie würden also durch die Fixierung der Rechtsmeinungen lediglich für mehr Rechtsklarheit und Rechtssicherheit sorgen und auf diese Weise dazu beitragen können, daß das Selbstbestimmungsrecht des Patienten stärker beachtet und insbesondere die Willenserklärungen des potentiellen Patienten weniger leicht ignoriert werden.

2. Aktive Sterbehilfe

2.1. Freigabe der aktiven Sterbehilfe?

Anders verhält es sich mit der *aktiven* Sterbehilfe. Die unbefriedigende Rechtslage kann hier nur durch den Gesetzgeber verbessert werden. Nachdem das Tabu, das infolge der nationalsozialistischen Vernichtungsaktionen gegen »lebensunwertes Leben« der unbefangenen Erörterung der Problematik entgegenstand, weitgehend gewichen ist, sind die Chancen für eine vorurteilsfreie Diskussion gestiegen. Dennoch bin ich skeptisch, was gesetzgeberische Initiativen zur Freigabe der aktiven Sterbehilfe auch nur in den engsten Grenzen angeht.
Die Vorschläge, die im Ausland dafür gemacht worden sind, sehen Verwaltungsverfahren vor, in denen zur Vermeidung des Mißbrauchs komplizierte Sicherungen eingebaut sind. So knüpfte die wohl bekannteste dieser Initiativen, die kantonale Volksinitiative in Zürich, die die Kantonsbürger 1977 verworfen haben, die aktive Euthanasie an drei Voraussetzungen,

deren Vorliegen zum Schutze des Kranken wie des Arztes festgestellt werden sollte. Zunächst sollten ein Arzt und der Kantonsarzt gemeinsam das Vorliegen einer tödlichen Krankheit bestätigen; dann sollte der Kranke seinen Sterbewunsch in öffentlicher Urkunde vor einem Notar und zwei Zeugen niederlegen, und 72 Stunden danach hatte ein Psychiater in einer weiteren öffentlichen Urkunde zu bestätigen, daß der Kranke urteilsfähig sei und am Sterbewunsch festhalte.
Ein procedere wie dieses ist ohne Frage schwerfällig. Inpraktikabel, wie gern behauptet wird, ist es allerdings nicht. Sein Manko besteht darin, daß es nur auf den urteilsfähigen Patienten zugeschnitten ist. Diese Grenze ist jedoch bei einer Legalisierung der Sterbehilfe unüberschreitbar; sie muß auch nach meiner Ansicht unbedingt respektiert werden.
Eine Massenbewegung zur Freigabe der aktiven Sterbehilfe wie in vielen ausländischen Staaten gibt es in der Bundesrepublik nicht. Trotz der Sensibilisierung gewisser Teile der Öffentlichkeit haben sich auch die Bürgerinitiativen des Themas nicht – oder noch nicht – angenommen. Auch deshalb ist nicht damit zu rechnen, daß es zur Beseitigung des geltenden Tötungsverbots kommt.

2.2 Schuldspruch unter Strafverzicht

Eine andere Frage ist jedoch, ob man nicht wenigstens eine Auflockerung des starren § 216 StGB anstreben sollte, die dem Richter die Freiheit gibt, in tragischen Konfliktfällen von der Strafverhängung abzusehen.
Ich denke dabei nicht nur an den in Gewissensnot handelnden Täter, sondern auch an den Richter, der den Zwiespalt zwischen Recht und Ethik nach- und mitempfindet, in den der wegen aktiver Sterbehilfe Angeklagte geraten ist. Er wird sich fragen, ob er nicht selbst so gehandelt hätte wie der Angeklagte. Und dennoch ist er verpflichtet, ihn zu verurteilen. Der Angeklagte wiederum sieht sich wegen eines Verhaltens zum Kriminellen gestempelt, dem auch der Richter seinen Respekt nicht versagen kann, wenn nicht überhaupt die Gesellschaft das gesetzliche Unwerturteil umkehrt. Ich erinnere an Fälle, in denen das Gericht eine symbolische Strafe verhängte, die Angeklagten aber von der begeisterten Menge enthusiastisch gefeiert wurden.
Man kann darauf hinweisen, daß es in der Bundesrepublik die

Möglichkeit gibt, in Fällen geringer Schuld und fehlenden öffentlichen Interesses von der Erhebung einer Anklage abzusehen (§§ 153ff StPO). Hat die Staatsanwaltschaft die Anklage erhoben, so ist das Gericht berechtigt, bei Freihcitsstrafen unter einem Jahr von Strafe abzusehen, wenn die Folgen der Tat, die den Täter getroffen haben, so schwer sind, daß die Verhängung einer Strafe offensichtlich verfehlt wäre (§ 60 StGB). Es ist auch befugt, es bei dem Schuldausspruch und einer Verwarnung unter Strafvorbehalt zu belassen, wenn die Gefahr einer erneuten Begehung von Straftaten nicht besteht und besondere Umstände, die in der Tat und der Persönlichkeit des Täters liegen, die Verschonung angezeigt erscheinen lassen.

So richtig passen aber diese Bestimmungen, wie der Blick auf ihre spezifischen Voraussetzungen zeigt, nicht auf die Tötung auf Verlangen. Es ist deshalb sehr die Frage, ob die Rechtsprechung unter diesen Umständen zu einer Linie findet, die den problemträchtigen Fällen der aktiven Sterbehilfe gerecht wird.

Deshalb möchte ich auf den Vorschlag zurückkommen, den die sogenannten Alternativprofessoren – ein Arbeitskreis deutscher und schweizerischer Hochschullehrer – schon 1966 in einem Alternativentwurf zum offiziellen Entwurf der Strafrechtsreform gemacht haben. Es handelt sich um den Schuldspruch unter Strafverzicht. Damals war die Zeit noch nicht reif, diese Institution im Strafgesetzbuch der Bundesrepublik zu verankern. Jetzt, fünfzehn Jahre später, dürfte es jedoch an der Zeit sein, das damals Versäumte nachzuholen. Der Richter erhielte damit für Konfliktsfälle, wie sie bei der aktiven Sterbehilfe vorliegen, die Möglichkeit, die ethischen Motive des Täters dadurch zu respektieren, daß er keine Strafe verhängt und dem Täter das Stigma des Vorbestraftseins erspart. Im Urteil wäre festzustellen, daß die Tötung auf Wunsch des Sterbenden zwar rechtswidrig gewesen und auch schuldhaft begangen worden ist. Die Tatsache, daß die Tötung auf Bitten des Todkranken und aus Barmherzigkeit geschah, würde aber einen Grund bedeuten, der den Verzicht auf Strafe erlaubt.

Eine solche Maßnahme wäre sicher nur ein kleiner Schritt auf dem Wege der Gesellschaft zu weiterer Humanität und Freiheit. Sie würde aber viel dazu beitragen, daß die Rechtsordnung den in unheilbarer Krankheit leidenden und dahinvegetierenden Menschen, die durch den Tod erlöst werden wollen, weniger furchtbar erscheint, als dies heute der Fall ist.

ANHANG

1. Richtlinien der Bundesärztekammer für die Sterbehilfe und Kommentar dazu (Deutsches Ärzteblatt Heft 14 vom 5. April 1979, S. 958ff.)

I. Einleitung

Zu den Pflichten des Arztes, das Leben zu erhalten, die Gesundheit zu schützen und wiederherzustellen sowie Leiden zu lindern, gehört auch, dem Sterbenden bis zu seinem Tode zu helfen. Die Hilfe besteht in Behandlung, Beistand und Pflege.

II. Behandlung

a) Bei der Behandlung ist nach angemessener Aufklärung der Wille des *urteilsfähigen* Patienten zu respektieren, auch wenn er sich nicht mit der von dem Arzt für geboten angesehenen Therapie deckt.

b) Beim *bewußtlosen* oder sonst *urteilsunfähigen* Patienten sind die im wohlverstandenen Interesse des Kranken medizinisch erforderlichen Behandlungsmaßnahmen unter dem Gesichtspunkt einer Geschäftsführung ohne Auftrag durchzuführen. Hinweise auf den mutmaßlichen Willen des Patienten sind dabei zu berücksichtigen. Dem Patienten nahestehende Personen müssen angehört werden; rechtlich aber liegt die letzte Entscheidung beim Arzt, es sei denn, daß nach den Vorschriften des Bürgerlichen Gesetzbuches ein Pfleger zu bestellen und dessen Einwilligung einzuholen ist. Ist der Patient unmündig oder entmündigt, so darf die Behandlung nicht gegen den Willen der Eltern oder des Vormundes eingeschränkt oder abgebrochen werden.

c) Bestehen bei einem *dem Tode nahen Kranken oder Verletzten* Aussichten auf Besserung, setzt der Arzt diejenigen Behandlungsmaßnahmen ein, die der möglichen Heilung und Linderung des Leidens dienen.

d) Beim *Sterbenden, einem dem Tode nahe Erkrankten oder Verletzten*
▷ bei dem das Grundleiden mit infauster Prognose einen irreversiblen Verlauf genommen hat und
▷ der kein bewußtes und umweltbezogenes Leben mit eigener Persönlichkeitsgestaltung wird führen können, lindert der Arzt die Beschwerden. Er ist aber nicht verpflichtet, alle der Lebensverlängerung dienenden therapeutischen Möglichkeiten einzusetzen.

III. Beistand

Der Arzt steht einem dem Tode nahen Kranken, Verletzten oder sterbenden Patienten, mit dem ein Kontakt möglich ist, auch menschlich bei.

IV. Pflege

Der dem Tode nahe Kranke, Verletzte und der sterbende Patient haben einen Anspruch auf die ihren Umständen entsprechende und in der gegebenen Situation mögliche Pflege. Der Sterbende hat einen Anspruch auf eine menschenwürdige Unterbringung und Betreuung.

KOMMENTAR ZU DEN RICHTLINIEN FÜR DIE STERBEHILFE

Zu den Aufgaben des Arztes gehört auch die Sterbehilfe; sie ist das Bemühen, dem Sterbenden so beizustehen, daß er in Würde zu sterben vermag.

Solche Sterbehilfe ist nicht nur ein medizinisches, sondern auch ein ethisches und juristisches Problem.

I. Ärztliche Überlegungen

Der von einer tödlichen Krankheit oder von einer lebensgefährlichen äußeren Gewalteinwirkung betroffene Mensch ist nicht notwendigerweise ein Sterbender.

Er ist ein in Todesgefahr Schwebender, und es versteht sich von selbst, daß stets die Lebenserhaltung und wenn möglich die Heilung anzustreben ist.

In solchen Fällen hat der Arzt diejenigen Hilfsmittel einzusetzen, die ihm zur Verfügung stehen und geboten erscheinen.

1.a) Die Sterbehilfe betrifft den im Sterben liegenden Menschen. Ein Sterbender ist ein Kranker oder Verletzter, bei dem der Arzt aufgrund einer Reihe klinischer Zeichen zur Überzeugung kommt, daß die Krankheit irreversibel oder die traumatische Schädigung infaust verläuft und der Tod in kurzer Zeit eintreten wird. In solchen Fällen kann der Arzt auf weitere, technisch eventuell noch mögliche Maßnahmen verzichten.

b) Die ärztliche Hilfe endet beim Eintritt des Todes, der nach dem Stand der medizinischen Wissenschaft mit dem Hirntod gleichzusetzen ist.

2. Sterbehilfe ist die Beschränkung auf eine Linderung von Beschwerden bei gleichzeitigem Verzicht auf lebensverlängernde Maßnahmen beim Todkranken.

Sie umfaßt die Unterlassung oder das Nichtfortsetzen von Medikation sowie von technischen Maßnahmen, zum Beispiel Beatmung, Sauerstoffzufuhr, Bluttransfusion, Hämodialyse, künstliche Ernährung.

3. Die gezielte Lebensverkürzung durch künstliche Eingriffe in die restlichen Lebensvorgänge, um das Eintreten des Todes zu beschleunigen, ist nach dem Strafgesetzbuch strafbare vorsätzliche Tötung (§ 212 StGB).

Sie bleibt gemäß § 216 StGB strafbar, selbst wenn sie auf Verlangen des Patienten erfolgt.

Ärztlich ist Sterbehilfe begründet, wenn ein Hinausschieben des Todes für den Sterbenden eine nichtzumutbare Verlängerung des Leidens bedeutet und das Grundleiden mit infauster Prognose einen irreversiblen Verlauf angenommen hat.

II. Ethische Gesichtspunkte

Diese Richtlinien sind von dem Grundgedanken geleitet, daß es die primäre Verpflichtung des Arztes ist, dem Patienten in jeder möglichen Weise helfend beizustehen. Während des Lebens ist die Hilfe, die er leisten kann, ausgerichtet auf die Erhaltung und Verlängerung des Lebens. Beim Sterbenden hängt die bestmögliche Hilfe von einer Anzahl von Gegebenheiten ab, deren angemessene Würdigung und Abwägung den Arzt vor schwere Entscheidungen stellen kann. Der Arzt hat in seine Überlegungen unter anderem

▷ die Persönlichkeit oder den ausgesprochenen oder mutmaßlichen Willen des Patienten

▷ seine Belastbarkeit durch Schmerzen und Verstümmelung

▷ die Zumutbarkeit medizinischer Eingriffe

▷ die Verfügbarkeit therapeutischer Mittel

▷ die Einstellung der menschlichen und gesellschaftlichen Umgebung einzubeziehen.

Der Sterbeprozeß beginnt, wenn die elementaren körperlichen Lebensfunktionen erheblich beeinträchtigt sind oder völlig ausfallen. Sind diese Lebensgrundlagen derart betroffen, daß jegliche Fähigkeit entfällt, Subjekt oder Träger eigener Handlungen zu sein, d. h., sein Leben selbst zu bestimmen, und steht der Tod wegen lebensgefährdender Komplikationen bevor, so ist dem Arzt ein breiter Ermessensspielraum für sein Handeln zuzugestehen. Diese Richtlinien können dem Arzt seine Entscheidung nicht abnehmen, sollen sie ihm aber nach Möglichkeit erleichtern.

III. Rechtliche Beurteilung

Die Sterbehilfe beruht auf der Verpflichtung des Arztes, bei der Übernahme der Behandlung eines Patienten alles in seinen Kräften Stehende zu unternehmen, um Gesundheit und Leben des Kranken zu fördern und zu bewahren.

Diese Pflicht wird als Garantenpflicht des Arztes bezeichnet. Der Arzt, welcher passive Sterbehilfe leistet, könnte zivil- oder strafrechtlich verantwortlich werden, wenn er dadurch seine Garantenpflicht verletzt.

Deshalb muß der Arzt wissen, in welcher Weise diese Pflicht einerseits dem urteilsfähigen, bei vollem Bewußtsein befindlichen Patienten und andererseits dem bewußtlosen Patienten gegenüber besteht.

1. Der Wille des urteilsfähigen Patienten, der über die Erkrankung, deren Behandlung und die damit verbundenen Risiken aufgeklärt worden ist, bindet den Arzt. Weil der urteilsfähige Patient darüber zu entscheiden hat, ob er behandelt werden will, kann er die Behandlung abbrechen lassen. Unter diesen Umständen entfällt die rechtliche Grundlage zur Behandlung mit denjenigen Maßnahmen, welche der Patient nicht mehr wünscht.

In diesem Fall darf sich der Arzt – dem Wunsch des Patienten entsprechend – darauf beschränken, nur noch leidenmildernde Mittel zu geben oder eine in anderer Weise beschränkte Behandlung durchzuführen, ohne daß er deswegen rechtlich verantwortlich wird. Es gilt der Grundsatz: »Voluntas aegroti suprema lex esto«.

2. Ist der tödlich erkrankte Patient nicht mehr urteilsfähig und deswegen nicht in der Lage, seinen Willen zu äußern (wie z.B. der Bewußtlose), so wird die Pflicht des Arztes zivilrechtlich nach den Regeln der »Geschäftsführung ohne Auftrag« bestimmt, wobei die Vorschriften über die Bestellung eines Pflegers zu beachten sind (§ 1910 BGB). Die Heilbemühungen sind dann entsprechend dem mutmaßlichen Willen des Patienten auszuführen. Dieser Wille ist nicht einfach als auf bloße Verlängerung von Schmerzen und Leiden zielend anzusehen. Vielmehr kann der Respekt vor der Persönlichkeit des Sterbenden die Anwendung medizinischer Maßnahmen als nicht mehr angezeigt erscheinen lassen.

Ist diese Voraussetzung gegeben, so kann sich der Arzt strafrechtlich auf einen der »Geschäftsführung ohne Auftrag« entsprechenden Rechtfertigungsgrund berufen.

3. Eine frühere schriftliche Erklärung, worin der Patient auf jede künstliche Lebensverlängerung verzichtet, kann für die Ermittlung seines Willens ein gewichtiges Indiz abgeben. Entscheidend ist jedoch der gegenwärtige mutmaßliche Wille, der nur aufgrund einer sorgfältigen Abwägung aller Umstände des Falles gefunden werden kann. Verbindlich ist die frühere Erklärung schon deshalb nicht, weil sie zu jeder Zeit rückgängig gemacht werden kann.

Somit muß stets danach gefragt werden, ob der Patient die Erklärung im gegenwärtigen Augenblick vernünftigerweise widerrufen würde oder nicht.

4. Dem Patienten nahestehende Personen sind anzuhören (nahestehende Personen sind in der Regel, doch nicht ausschließlich, die nächsten Verwandten des Patienten).

Die letzte Entscheidung liegt rechtlich allerdings beim Arzt, soweit nicht ein Pfleger zu bestellen ist. Ist der Patient unmündig oder entmündigt, so darf die Behandlung nicht gegen den Willen der Eltern oder des Vormundes eingeschränkt oder abgebrochen werden.

2. Resolution der Deutschen Gesellschaft für Chirurgie – Ausschuß: Behandlung Todkranker und Sterbender – zur Behandlung Todkranker und Sterbender vom 10. April 1979 (Beilage zu Mitteilungen der Deutschen Gesellschaft für Chirurgie, Heft 3/1979)
Ärztliche und rechtliche Hinweise

Im Grenzbereich von Leben und Tod hat der Arzt nicht selten zwischen verschiedenen Handlungsmöglichkeiten abzuwägen. Die folgenden Hinweise nehmen ihm die eigene Verantwortung nicht ab. Sie wollen ihm vielmehr helfen, Entscheidungen für den Kranken zu treffen, die sowohl mit dem ärztlichen Ethos als auch mit den rechtlichen Erfordernissen in Einklang stehen.
Ärztliches Wirken soll menschliches Leben erhalten und Leiden lindern. Angesichts des unausweichlichen und kurz bevorstehenden Todes kann Lebensverlängerung nicht unter allen Umständen Ziel ärztlichen Handelns sein.

I. Entscheidungsbereich

Zum Tode führen kann

1. plötzliches Versagen einer oder mehrerer vitaler Funktionen aus bis dahin tatsächlicher oder scheinbarer Gesundheit,
2. plötzliches Versagen einer vitalen Funktion im Verlauf einer zwingend zum Tode führenden Krankheit,
3. fortschreitender biologisch oder pathologisch bedingter Kräfteverfall.

II. Therapeutische Grundsätze

1. Unter den genannten Bedingungen (I) ist grundsätzlich alles zur Lebenserhaltung und Leidensminderung Notwendige zu tun. Bei ungewisser Prognose muß die Behandlung immer und auch dann begonnen bzw. fortgesetzt werden, wenn mit irreparablen Schäden zu rechnen ist.
2. Bei manchen zum Tode führenden Erkrankungen steht die notwendige Leidensminderung so stark im Vordergrund, daß die Möglichkeit einer Lebensverkürzung als Nebenwirkung in Kauf genommen werden darf.
3. Maßnahmen zur Lebensverlängerung dürfen beendet werden, wenn bei einer unausweichlich in kurzer Zeit zum Tode führenden Krankheit die vitalen Funktionen des Zentralnervensystems, der Atmung, der Herzaktion und des Kreislaufs offensichtlich schwer beeinträchtigt sind und der fortschreitende allgemeine Verfall nicht aufzuhalten ist oder nicht beherrschbare Infektionen vorliegen. In solchen Fällen sollte der Arzt Komplikationen nicht mehr über das Maß, das die Leidensminderung erfordert, behandeln.

   Entscheidend ist dabei der Umfang der ärztlichen Behandlungspflicht, nicht die rechtliche Einordnung als Handeln oder Unterlassen.
4. Bei schweren angeborenen Mißbildungen Neugeborener darf eine Behandlung unterbleiben oder abgebrochen werden, wenn wegen schwerer Beeinträchtigung vitaler Funktionen offensichtlich keine Lebensfähigkeit besteht.

5. Auch der Kranke, dem sonst nicht mehr geholfen werden kann, hat unbedingten Anspruch auf eine seinen menschlichen Grundbedürfnissen entsprechende ärztliche Betreuung und Pflege. Die medikamentöse Behandlung von Schmerz, Angst und Unruhe soll sich allein nach der Not des Kranken richten.

III. Der Wille des Kranken

1. Der erklärte oder aus der Gesamtheit der Umstände zu entnehmende Wille des Kranken auf Erhaltung des Lebens mit allen verfügbaren Mitteln ist im Rahmen des ärztlich Möglichen maßgebend.

2. Bei einsichts- und willensfähigen Kranken soll der erklärte Wille, sich nicht mehr oder nur noch eingeschränkt behandeln zu lassen, respektiert werden. Jedoch sind – insbesondere krankheitsbedingte – Einschränkungen der Einsichts- und Willensfähigkeit zu berücksichtigen. Ärztliche Aufgabe ist es, gegebenenfalls dem Kranken zu helfen, eine Behandlungsverweigerung aus Resignation zu überwinden.

3. Bei Bewußtlosen, nicht Einsichtsfähigen oder zulässigerweise nicht voll Aufgeklärten soll sich die Behandlung nach dem vernünftig verstandenen Interesse und dem mutmaßlichen Willen des Kranken richten. Hierfür ist seine gegenwärtige Situation entscheidend. Frühere Äußerungen auch gegenüber nahestehenden Personen können dabei nur Anhaltspunkte sein. Im Zweifel soll nach den zuvor (II) entwickelten Grundsätzen gehandelt werden.

4. Besteht für den Kranken ein gesetzliches Sorgeverhältnis, so handelt der Sorgeberechtigte an seiner Stelle, sofern er nicht offensichtlich gegen die wohlverstandenen Interessen des Kranken entscheidet.

IV. Lebensbeendigung

Direkte Eingriffe zur Lebensbeendigung sind ärztlich und rechtlich unzulässig, auch wenn sie vom Kranken verlangt werden. Dem ärztlichen Auftrag widerspricht auch die aktive Mitwirkung bei der Selbsttötung, zum Beispiel durch Überlassen von Tötungsmitteln. Eine grundsätzliche sittliche Wertung der Selbsttötung soll damit nicht verbunden sein.

V. Menschliche Betreuung

1. Todkranke und Sterbende bedürfen bis zu ihrem Ende der besonderen Zuwendung und persönlichen Betreuung. Sie verlangen nach menschlicher Nähe und Fürsorge. Ihnen sollte die Vereinsamung durch räumliche und seelische Isolierung erspart bleiben.

2. Im Grenzbereich zwischen Leben und Tod stellt sich die Aufklärungsproblematik anders als sonst vor ärztlichen Maßnahmen. Der wahre Zustand soll dem Kranken insoweit eröffnet werden, als es nach den persönlichen Umständen erforderlich und menschlich tragbar erscheint. Die volle Wahrheit kann inhuman sein. Der Arzt muß insbesondere abwägen, ob die Mitteilung der Wahrheit im Einzelfall erforderlich ist, um dem Kranken notwendige Entscheidungen zu ermöglichen. Nahestehende Personen sollten unterrichtet werden, soweit es geboten und tunlich erscheint.

VI. Unteilbarkeit der Verantwortung

Die Verantwortung trägt der behandelnde Arzt. Sie ist nicht teilbar. Kollegiale Beratungen können hilfreich sein.

3. Muster eines Patiententestaments (Aus: Wilhelm Uhlenbruck, Der Patientenbrief – die privatautonome Gestaltung des Rechtes auf einen menschenwürdigen Tod, Neue Juristische Wochenschrift 1978, S. 566, 569f.)

Patienten-Brief

I. *Personalien*
Vor- und Zuname: .... geb. am ....
Wohnort: .... Telefon ....
Straße: ....
Blutgruppe: .... Rh .... Rh-Formel ....

II. *Anamnestische Angaben*
1. Wichtige Vorerkrankungen: ....
2. Tetanusschutzimpfungen
   Präparat .... Dosis .... Datum ....
3. Sonstige Impfungen
   Präparat .... Dosis .... Datum ....
4. Kontraindikationen/Empfindlichkeiten/Allergien: ....
5. Toleranz hinsichtlich Narkotika:
   a) Tablettengewöhnung: Art: ....
   b) Alkoholgewöhnung: leicht, mittelmäßig, stark
   c) Sonstige Suchtkrankheiten Art: ....

III. *Besondere Hinweise*
1. Zu benachrichtigen ist ....
2. Auskünfte durch den behandelnden Arzt dürfen erteilt werden an ....
3. Es sind von mir folgende Personen durch nachstehende Unterschrift ausdrücklich bevollmächtigt, zu medizinisch indizierten Eingriffen für mich die Zustimmung zu erteilen
   ....

IV. Unabhängig von vorstehender Ermächtigung Dritter, zu dringend indizierten ärztlichen Eingriffen im Falle meiner Bewußtlosigkeit oder Bewußtseinstrübung für mich die notwendige Zustimmung zu erteilen, erkläre ich in voller Kenntnis der medizinischen Situation und rechtlichen Bedeutung einer solchen Erklärung, daß ich im Falle irreversibler Bewußtlosigkeit, wahrscheinlicher schwerer Dauerschädigung des Gehirns (Decerebration) oder des dauernden Ausfalls lebenswichtiger Funktionen meines Körpers oder bei infauster Prognose hinsichtlich meiner Erkrankung mit einer Intensivtherapie oder Reanimation nicht einverstanden bin. Für den Fall, daß durch eine solche ärztliche Maßnahme nicht mehr erreicht werden kann als eine Verlängerung des Sterbevorganges oder eine Verlängerung des

Leidens, verweigere ich hiermit ausdrücklich die Zustimmung zu irgendwie gearteten ärztlichen Eingriffen, zumal wenn sie mit erheblichen Schmerzen verbunden sind.

V. Sollten Diagnose und Prognose von mindestens zwei Ärzten ungeachtet der Möglichkeit einer Fehldiagnose ergeben, daß meine Krankheit zum Tode führen und mir nach aller Voraussicht große Schmerzen bereiten wird, so bitte ich, von weiteren Medikationen sowie technischen Maßnahmen wie z. B. künstliche Beatmung, Sauerstoffzufuhr, Bluttransfusionen, Hämodialyse, künstlicher Ernährung etc. abzusehen. Ich wünsche keine ärztlichen Maßnahmen, die zu einer unnatürlichen Verlängerung des Lebens führen. Vor allem lehne ich ein Leben mit der Maschine ab wie z. B. mit einem künstlichen oder transplantierten Herz oder einer transplantierten Niere. Auch wünsche ich keine Hemikorporektomie. Sollte ich eine Hirnverletzung oder eine Gehirnerkrankung haben, die meine normalen geistigen Funktionen schwerwiegend und irreparabel geschädigt hat, so bitte ich um Einstellung der Therapie, sobald durch mindestens zwei Ärzte festgestellt wird, daß ich künftig nicht mehr in der Lage sein werde, ein menschenwürdiges Dasein zu führen.

VI. Vorstehende Erklärungen stellen keinen allgemeinen Verzicht auf eine Therapie dar. Sie beschränken vielmehr meine Einwilligung in die ärztliche Heilbehandlung auf eine Linderung von Leiden und Beschwerden für den Fall, daß ein Hinausschieben des Todes für mich eine nicht zumutbare Verlängerung des Leidens bedeuten würde und das Grundleiden mit infauster Prognose einen irreversiblen Verlauf genommen hat. Ich bin mir bewußt, daß es ein gesetzlich anerkanntes Recht auf einen aktiv herbeigeführten Tod nicht gibt, auch wenn die nur passive Sterbehilfe zu einem qualvollen Leidensdasein führen sollte. Wenn ich die Ärzte bitte, das Recht auf einen mir gemäßen Tod zu achten, so heißt das nicht, daß ich damit die ärztliche Hilfe und Behandlung in der Form ausreichender Medikation und Leidensminderung ablehne. Vielmehr setze ich mein Vertrauen in eine vom Arzt anzuordnende schmerzlindernde Medikation, auch wenn sie zur Bewußtseinsausschaltung oder wegen ihrer – vom Arzt nicht beabsichtigten – Nebenwirkungen zu einem früheren Ableben führen sollte.

VII. Zur Entlastung meiner behandelnden Ärzte weise ich darauf hin, daß auch in der juristischen Literatur überwiegend die Sterbehilfe durch Einstellung der Intensivbehandlung oder durch das Abstellen des Atemgerätes bei irreversibler Bewußtlosigkeit oder Decerebration für zulässig gehalten wird.

VIII. Ich verzichte durch meine Unterschrift ausdrücklich auf eine besondere ärztliche Aufklärung über meinen Zustand und die Herbeiführung einer besonderen Einwilligung. Etwas anderes soll nur dann gelten, wenn Anhaltspunkte dafür bestehen, daß ich die vorstehend niedergelegte Erklärung aufgrund eingehender ärztlicher Aufklärung widerrufen würde.

IX. Zur eigenen Absicherung sei meinen Ärzten empfohlen, diesen Patientenbrief zu den Krankenunterlagen zu nehmen und im Krankenblatt zu vermerken, daß eine Intensivtherapie oder Reanimation angesichts des Befundes nur noch der nutzlosen Sterbensverlängerung gedient hätte.

X. Für den Fall, daß die Ärzte vorstehend geäußerten Willen nicht respektieren oder hiergegen verstoßen, ermächtige ich meine Angehörigen sowie jeden Dritten, bei der zuständigen Staatsanwaltschaft Anzeige wegen Körperverletzung zu erstatten. Für diesen Fall bin ich mit einer Obduktion nach meinem Tode zwecks Feststellung des Befundes einverstanden.

XI. Für den Fall des klinischen Todes und der Berücksichtigung meines vorstehend geäußerten Willens bin ich mit der Entnahme von Organen einverstanden, soweit sie dazu dient, ein anderes Leben zu retten oder zu erhalten.

....

(Ort) (Datum) (Unterschrift)

4. Hinweise auf juristische Literatur zur Sterbehilfe (Auswahl)

ERWIN DEUTSCH, Die rechtliche Seite des menschenwürdigen Sterbens, Vorgänge 36, Dezember 1978, S. 74ff.

KARL ENGISCH, Konflikte, Aporien und Paradoxien bei der rechtlichen Beurteilung der ärztlichen Sterbehilfe, in: Festschrift für Eduard Dreher zum 70. Geburtstag, herausgegeben von Hans-Heinrich Jescheck und Hans Lüttger, Berlin-New York 1977, S. 309ff.

ALBIN ESER (Herausgeber), Suizid und Euthanasie als human- und sozialwissenschaftliches Problem, Stuttgart 1976.

ALBIN ESER, Zum »Recht des Sterbens« – einige grundsätzliche Überlegungen in: Fritsche/Goulon/Eser/Braun/Riquet, Das Recht auf einen menschenwürdigen Tod? Le malade – le médecin – la mort. Vorträge und Diskussionsbeiträge der deutsch-französischen Juristenkonferenz am 27./28. November 1976 in Straßburg, Heidelberg-Karlsruhe 1977, S. 21ff.

GERD GEILEN, Euthanasie und Selbstbestimmung, Tübingen 1975.

ERNST-WALTER HANACK, Euthanasie in strafrechtlicher Sicht, in: Euthanasie, Probleme der Sterbehilfe, herausgegeben von Hans-Dieter Hensche, München 1975.

MILTON D. HEIFETZ und CHARLES MANGEL, Das Recht zu sterben, Frankfurt am Main 1976.

CLAUS ROXIN, Die Mitwirkung beim Suizid – ein Tötungsdelikt? in: Festschrift für Eduard Dreher zum 70. Geburtstag, herausgegeben von Hans-Heinrich Jescheck und Hans Lüttger, Berlin-New York 1977, S. 331ff.

WALTER SAX, Zur rechtlichen Problematik der Sterbehilfe durch vorzeitigen Abbruch einer Intensivbehandlung, Juristenzeitung 1975, S. 137ff.

WILHELM UHLENBRUCK, Der Patientenbrief – die privatautonome Gestaltung des Rechtes auf einen menschenwürdigen Tod, Neue Juristische Wochenschrift 1978, S. 566ff.

REINHARD ZIMMERMANN, Der Sterbende und sein Arzt, Neue Juristische Wochenschrift 1977, S. 2101ff.